循環器専門医が教える

本当はがんよりも怖い!?

心房細動との上手な付き合い方

まつもとメディカルクリニック
院長・医学博士
松本佐保姫
Matsumoto Sahohime

現代書林

はじめに　～心房細動は大腸がんより予後が悪い～

私は医学部を卒業後、循環器内科や糖尿病内科の医師として従事して参りました。専門の一つが「心房細動《しんぼうさいどう》」で、クリニックを開院して以来、継続して診ている心房細動の患者さんは常時200人を超えます。

心房細動は不整脈の一種です。不整脈は、脈が通常よりも速くなったり、極端に遅くなったり、脈が飛んだり乱れたりする病気の総称です。心房細動は不整脈の中でも非常に患者数が多く、自覚がない人を含めると、約170万人の患者さんがいると推計されています。

心房細動になりやすい大きな理由の一つは、年をとること、つまり「加齢」です。超高齢化社会といわれる日本では、「80歳以上の10人に1人に心房細動がある」ともいわれています。ところが、これほど身近な病気でありながら、心房細動がどのような病気か、一般の方にはあまり知られていません。例えば、「心房細動の死亡率は一部のがんよりも予後が悪い」という事実。これを聞くと驚く方も多いのではないでしょうか。

治りやすいがんで知られる大腸がんの5年生存率（ステージⅠ）はだいたい90％ですが、これに対して心房細動は約76％という報告があります。4人に1人が5年以内になくなってしまうということです。

心房細動の治療法は後述のようにさまざま確立されてきています。にもかかわらずこのような数字が出てしまうのはこの病気には「症状が出にくく、病気の発見が難しい」という側面があるからです。

心房細動で起こる脈の乱れは、最初のうちは「出たり、治まったり」することがあります。このため、多くの人は気にせず放置してしまいます。また、心房細動を医学的にとらえる「心電図検査」では、不整脈が出ているその瞬間にしか検出されません。内視鏡検査で見つけやすい大腸がんとは大きな違いです。心房細動を持っているけれど、そのことにご本人が気づいていない「隠れ心房細動」の方が相当数いることがわかっています。気づかないまま心房細動が進行すると、合併症の脳梗塞が起こったり、心不全が気づかぬうちに悪化したりします。脳梗塞で倒れて初めて心房細動が見つかった患者さんも珍しくありません。

こうした心房細動の実態を知っていただき、早期発見、治療につなげてほしい、そんな気持ちから今回、この本を作ろうと思い至りました。

心房細動は不整脈の兆候に気づいたらすぐに専門医（循環器専門医）にかかること。そこで24時間の心電図を測定することなどで早期発見が可能です。早期発見ができ、きちんと治療、管理をしていけば、病気とつきあいながら天寿を全うすることができます。つまり、心房細動は軽視してはいけませんが、「正しく恐れること」が大事です。

本書では読者のみなさんやご家族を心房細動から守るためのポイントを、あますところなく紹介しています。そして巻末には心房細動治療の要の一つであるカテーテルアブレーションの最新動向について、アブレーション治療を数多く実践し、研究者としても実績のある専門医を迎え、対談形式でお伝えしています。

本書を読んだ後にご心配なことがあれば、早めに医療機関を受診してください。その際の医師選びも大切なポイントになります。本の中では、医師や施設の選び方にも触れています。
あなたやあなたの大切なご家族を守るために、本書をお役立ていただけたら幸いです。

2021年11月

医療法人社団慈映会
まつもとメディカルクリニック院長　松本佐保姫

目次

はじめに～心房細動は大腸がんより予後が悪い～　3

第1章

どれだけ当てはまる？　あなたが心房細動になるリスク

心房細動の四大リスクとは　18

第2章

心房細動とはどういう病気か？

心房細動は不整脈の一種　24

不整脈は「心臓の電気信号の不具合」によって起こる　26
心房細動は洞結節以外の場所から「異常な電気信号」が起こる不整脈　28
即、命にかかわることはないが、治療が必要な理由　31
心房細動の原因は多岐にわたる　32
【虚血性心疾患】　32　**【心臓弁膜症】**　33　**【心筋症】**　34
【WPW症候群】　34　**【高血圧症】**　35　**【糖尿病】**　35
【甲状腺機能亢進症】　36　**【脱水症】**　37　**【睡眠時無呼吸症候群】**　37
病気が何もなくても心房細動が起こるケースがある　38
心房細動の三大症状は、「動悸」「息切れ」「めまい」　39
【動悸】　39　**【息切れ】**　40　**【めまい】**　40
心房細動は進行性の病気　42
心房細動なのに無症状の人もいる　43
心房細動の合併症　45
【脳梗塞】　45

◎心房細動で起こる脳梗塞は重症になりやすい　47
【心不全】　48
心不全の重症度・ニューヨーク心臓協会
【(New York Heart Association：NYHA)が定めた「NYHA分類」】　51
コラム　心房細動と認知症　52
心房細動の早期発見　53
自己検脈のすすめ　54
【自己検脈の方法】　54
コラム　不整脈の種類　56
コラム　突然死の原因、心室細動とは？　58

第3章

糖尿病の人は要注意！心房細動との深いかかわり

糖尿病があると心房細動のなりやすさが1・6倍に！ 60
糖尿病は万病のもと 61
予備軍をあわせると2000万人。糖尿病は「国民病」 62
コラム　糖尿病になりやすい体質って？ 63
糖尿病でなぜ心房細動が発生するのか？ 64
糖尿病がある人は脳梗塞のリスクが高い 65
コラム　糖尿病と三大合併症 67
自覚症状が出てからでは遅い！　糖尿病の早期発見の鍵 69
一年に一度は健診を受けよう 70
糖尿病と診断されたら～まずは生活習慣の改善を！～ 72

ドロップアウトせずに治療を続けること　73
薬の進歩で進行を抑えられる　75
コラム　夜間の低血糖が認知症を引き起こす？　77
コラム　糖尿病の人によくみつかる心不全があります　79

第4章　心房細動の治療法

治療をすれば確実に体調はよくなる。年だからとあきらめずに治療を！　82
まずは心房細動の原因になる病気の有無をチェック　84
コラム　動悸やめまいが激しい場合は、すぐに治療を開始　85
心房細動の治療の二つの柱「心房細動の治療」と「合併症対策」　86
リズムコントロールとレートコントロール、どちらを選ぶべきか　88
心房細動治療法①　リズムコントロール　90

【抗不整脈薬】 90
●副作用に注意しながら、作用のマイルドなものから始める 91
●抗不整脈薬の効果、発作の頻度が3分の1に減る 93
【カテーテルアブレーション】 94
●1回の治療で心房細動が消失する確率、約50~80% 96
●カテーテルアブレーションが向く人は？ 高齢でもできる？ 98
コラム カテーテルアブレーションで脳梗塞は減らせない!? 101
【カテーテルアブレーションの流れ】 104
●カテーテルアブレーションの合併症 108
●カテーテルアブレーション後も必要に応じて服薬を 110
コラム 電気的除細動療法 112
心房細動治療法② レートコントロール 113
●カテーテルアブレーションの治療効果に劣らない 113
●レートコントロールで使う薬 114

コラム　ペースメーカーが入る不整脈ってどんなもの？　117
心房細動治療法③　合併症対策（脳梗塞予防と心不全の治療）　119
●合併症対策（1）脳梗塞予防　119
●1点以上は脳梗塞の予防治療を行うべき　121
●抗凝固療法で使われる薬――アスピリンとは何が違う？　122
●ワルファリンの副作用――出血への対処　124
●DOACにもデメリットはある　127
●抜歯など出血をともなう治療を受ける際は医師に相談を　128
コラム　PT-INR検査　130
コラム　心筋梗塞や狭心症の人もDOACだけで治療ができる可能性　132
●合併症対策（2）心不全治療　134
●心不全予防にはカテーテルアブレーションが有効　135
●心不全予防の治療　136
●欠かせない生活療法　137
●感染症に注意　139

専門医が治療法を選択する際の基準 140

ケース① カテーテルアブレーションで心房細動が完治（40代男性） 142

ケース② カテーテルアブレーションで心房細動はストップ。脳梗塞予防と高血圧症のコントロールで体調は良好（70代女性） 144

ケース③ 自覚症状がない持続性心房細動。レートコントロールと合併症の薬で経過は良好（80代女性） 146

ケース④ 健康診断で病気を発見。原因の狭心症を治したら心房細動も完治（60代男性） 148

ケース⑤ カテーテルアブレーションを複数回行ったが心房細動が止まらず、薬でコントロール（80代女性） 150

第5章 基本的には上手に付き合う！ 普段の生活で注意すること

血圧と脈拍を測定する 154

食事はバランスよく、楽しみながら食べる 155
ワルファリンを服用している場合の食事 157
無酸素運動はダメ！ 軽い有酸素運動のすすめ 158
お酒は缶ビール、酎ハイ1缶（350㎖）まで 160
喫煙はあらゆる病気の元になる 161
ストレス対策、睡眠不足対策も重要 162
薬の飲み忘れに要注意！ 162
循環器内科のかかりつけ医を持とう 164
近所のクリニック、それとも遠くの大病院!? 166

対談

心房細動治療の要、カテーテルアブレーションの最前線

カテーテルアブレーションか薬物治療か 171

アブレーション治療後も脳梗塞予防の薬を続けるべきか？　174
合併症としての心不全の怖さが知られていない　179
アブレーションのリスク（合併症）について　183
コラム　心室性期外収縮（PVC）とアブレーション　186
おわりに　188

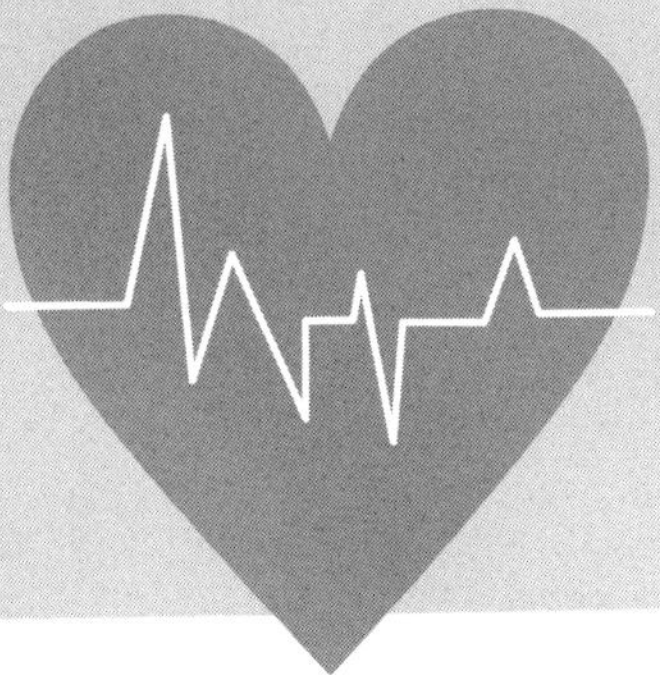

第1章

どれだけ当てはまる？ あなたが心房細動になるリスク

心房細動の四大リスクとは

心房細動は早期発見が難しい病気です。しかし、この病気は世界各国で増えており、専門家によってたくさんの研究が行われています。

こうした中で、「どのような人が心房細動になりやすいか」、つまり、心房細動のリスク（危険因子）が明らかになってきています。

そこで今回、心房細動の早期発見のために、「心房細動のなりさすさ」が一般の方にも簡単に予測できる「セルフ・チェック表」を作成しました（21ページ参照）。

心房細動の四大リスクは「年齢（60歳以上）」「高血圧」「心臓病（心臓に病気がある）」「飲酒（お酒をたくさん飲む）」です。いずれか一つでも相当すると心房細動になる危険が高くなります。

まず、年齢についてですが、年をとれば体のいろいろなところにほころびが出てきます。心臓も例外ではなく、誰もが心房細動を発症しやすくなると考えてください。なお、「60

歳以上」とあるのは疫学調査でこの年代から発症率が上昇し始めることがわかっているからです。

高血圧、心臓病、飲酒についてはいずれも心臓に負担をかけることが、心房細動の引き金になります。

心臓病にはさまざまなものがありますが、狭心症や心筋梗塞、心筋症、心臓弁膜症などが相当します。このうち最も心房細動になりやすいものが心臓弁膜症です。

飲酒については、どのくらい飲むとリスクになるかを提示するのが難しいですが、少なくとも「多量飲酒（1日平均60ｇを超える飲酒）」は危険です。ここでいう60ｇは、お酒に含まれる純アルコール量のことで、ビールで中瓶（500㎖）3本、日本酒3合弱、25度焼酎300㎖に相当しますが、36ｇでもリスクが高くなるともいわれており、「休肝日がない」など、「飲みすぎ」の自覚がある方は該当すると考えてください。

なお、心房細動リスクのうち、年齢（60歳以上）など避けられないものもありますが、高血圧や肥満をはじめ、嗜好品である飲酒や喫煙など、解消できるものもあります。

本書では心房細動の病態や治療法とともに、こうしたリスクを生活習慣で改善するコツについても紹介しました。

心房細動が心配な方、また、ご家族にそうした方がいる場合、ぜひセルフ・チェックをしてみてください。

心房細動のセルフ・チェック表

あなたが当てはまる項目にチェックを入れてみましょう。

年齢（60歳を過ぎている）	□
高血圧症がある	□
心臓に病気がある	□
お酒をたくさん飲む	□
ヘビースモーカーである	□
肥満	□
血糖値が高い	□
塩分の多い生活をしている	□
水をあまり飲まない（脱水）	□
ハードワークでストレスが多い生活をしている	□
睡眠が浅い	□
睡眠時無呼吸症候群がある（いびき）	□

チェック1つを1点と計算します。さて、あなたは何点でしたでしょうか。

← 結果は次のページ

セルフ・チェック表の結果

点数	結果
0点	現時点では心房細動のリスクは低いので、このままの生活を続けるよう努めましょう。
1〜3点	心房細動のリスクがあります。職場や地域の健康診断を1年に1回は受け、治療の必要な病気があれば受診をするようにしましょう
4点以上	心房細動のリスクがとても高いので、かかりつけ医などを受診し、循環器の病気がないかどうかをきちんと調べてもらうことをおすすめします。

4点以上だからといって、「即、危険!」ではありません。
結果を参考にしながら、本書を読んで、
これからの健康管理をしっかりしていきましょう。

第2章

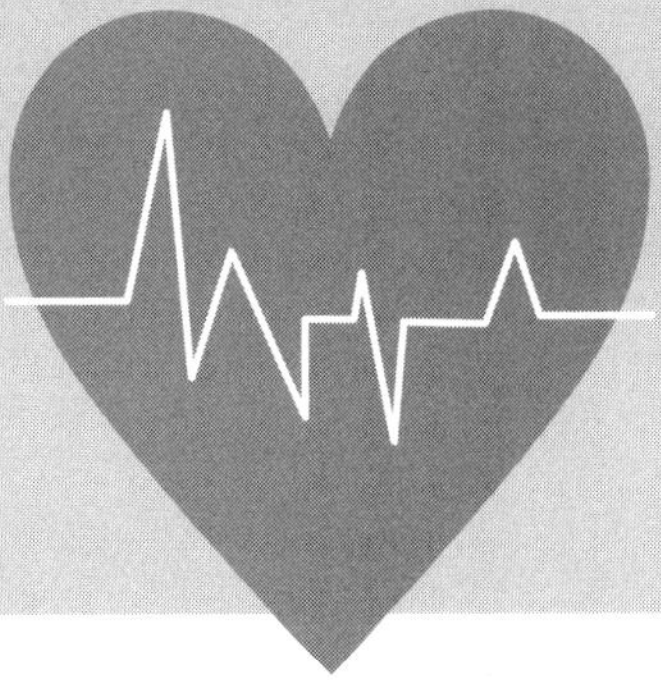

心房細動とは
どういう病気か？

心房細動は不整脈の一種

「心房細動《しんぼうさいどう》」と聞いて、「ああ、そうか」とピンとくる人はそれほど、いないでしょう。一方、不整脈はぐんと身近なキーワードになると思います。

実は心房細動はこの不整脈の一種なのです。

「脈が飛ぶ」「脈が速くなる、心臓がドキドキする」などは不整脈の代表的な症状で、医学的には脈が乱れるものをすべて不整脈と呼んでいます。

脈が乱れるのは、全身に血液を送るポンプの役割を担う「心臓」の収縮や拡張のリズムが狂ってしまうためです。

不整脈のメカニズムを理解するために、イラストを参照しながら心臓がどのような仕組みになっているのかを見ていきましょう。

心臓は上下二つの部屋に分かれており、上の部屋は心房、下の部屋は心室という名がついています。心房は血液を貯めておく場所で、心室は全身と肺に血液を送り出す役割をし

心臓のしくみ

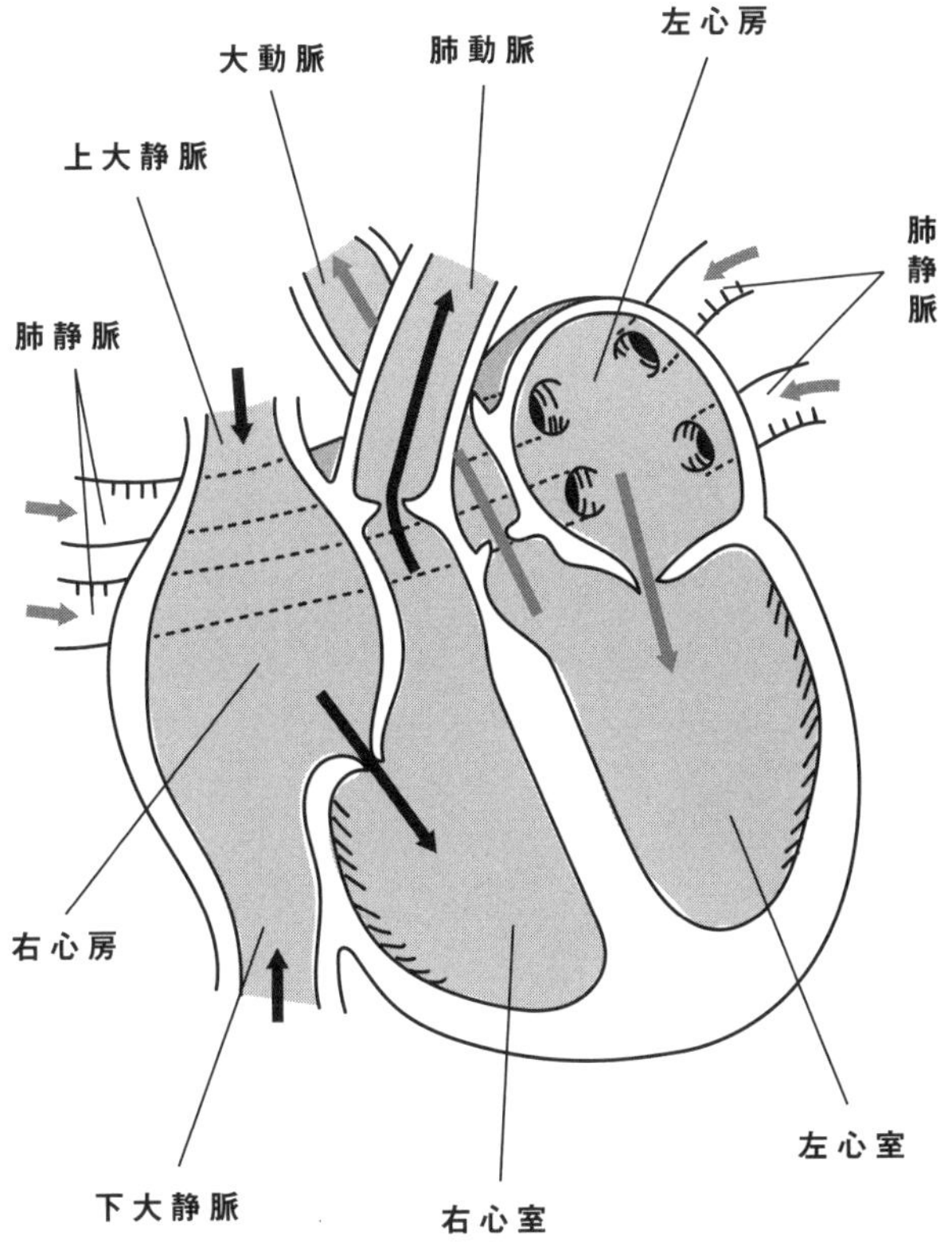
左心房
大動脈
肺動脈
上大静脈
肺静脈
肺静脈
右心房
下大静脈
右心室
左心室

ています。

血液が流れなくなるとあらゆる臓器が働かなくなり、命に危険が起こるため、心臓は休みなく、かつ、規則正しく収縮と拡張を繰り返しています。正常な心臓では心室から1分あたり5～6リットルの血液を送り出しています。

このときの心室の収縮が「心拍（心臓の拍動）」で、1回分がそのまま、血管に「脈拍」として伝わります。通常（安静時）は規則正しく、「トン、トン、トン」というリズムで1分間に50～100回が標準です。

このリズムが速くなったり、非常に遅くなったり、「トン……、ト、トントン」など、飛んだり、不規則になったりするのが脈の乱れであり、不整脈のサインです。

不整脈は「心臓の電気信号の不具合」によって起こる

不整脈は「心臓の電気信号の不具合」によって起こります。

「心臓って、電気が通っているの!?」

とびっくりするかもしれませんが、人間の身体は細胞間の情報伝達をするために微量な電気信号が流れているのです。

心臓の電気信号を発動しているのは右心房にある「洞結節《どうけっせつ》」という部分です。いわば「発電所」であり、ここから電気の通り道である「刺激伝導系」という流れに沿って電気信号が心臓全体に伝わっていきます。

具体的には、洞結節から出た電気信号はまず、心房に伝わり、その後、心室に送られます。この信号に合わせて心臓が拡張・収縮し、血液が全身に送り出されます。「洞結節」からの電気信号は1分間に50～１００回、規則正しく発動されます。

それに合わせて、心房や心室も規則正しく収縮と拡張を繰り返します。これを専門用語で「正常洞調律《せいじょうどうちょうりつ》」と呼んでいます。

この一連の流れが何らかの原因でうまくいかなくなり、正常洞調律が維持できなくなると不整脈が起こります。

心房細動は洞結節以外の場所から「異常な電気信号」が起こる不整脈

正常洞調律が維持できなくなる原因はさまざまであり、電気の通り道のどの部分に支障が起こるかで、心臓への影響も異なります。不整脈の出方も頻脈（速い脈）、徐脈（遅い脈）、不規則な脈、といったように変わってきます。

心房細動の場合は、左心房の近くにある「肺静脈の細胞」から正常な人では起こらない異常な電気信号が出ています。

この異常な電気信号によって心房内を流れている洞結節からの電気信号が乱されるのです。

心房細動が起こると左心房がまず震え、その動きが心房全体に広がって、細かくさざ波のように激しく震えます。具体的にはおよそ1分間に350回以上です。「心房細動」という病名はこの「心房の震え（細動）」からきています。

心房は血液を貯めた後、拡張して血液を心室に送る働きを担っているのですが、心房細動が起こるとこの動きがとどこおるため、心室に十分な血液がいきません。結果、心室から全身への血液の送り出しも不規則になるため、脈がバラバラになります。また、全身の血流が滞るために動悸や息切れ、めまいなどを感じるようになるのです。なお、心房細動の興奮（1分間に350回以上）はすべてが心室に伝えられるわけではありません。

人間の身体はうまくできていて、心房の興奮が増えると「房室結節」というこぶのような部分が、間引いて心室に伝えるようになっているからです。

ただし、間引き方が不規則なので、脈がバラバラになるのです。さらに間引いても毎分100以上になることも多く、120〜150回くらいになることもあります。これは運動をして息切れを感じるのと同じ程度の苦しさになります。

その一方で、間引き方には個人差があり、中にはもっと心拍数が低く、毎分50回未満の徐脈になることもあります。

このように心房細動は頻脈、徐脈といった不整脈の特徴を持ち、また、患者数が不整脈の中でも圧倒的に多いことから、「不整脈の主役的存在」といわれています。

心房細動が起きるしくみ

正常の電気の流れ

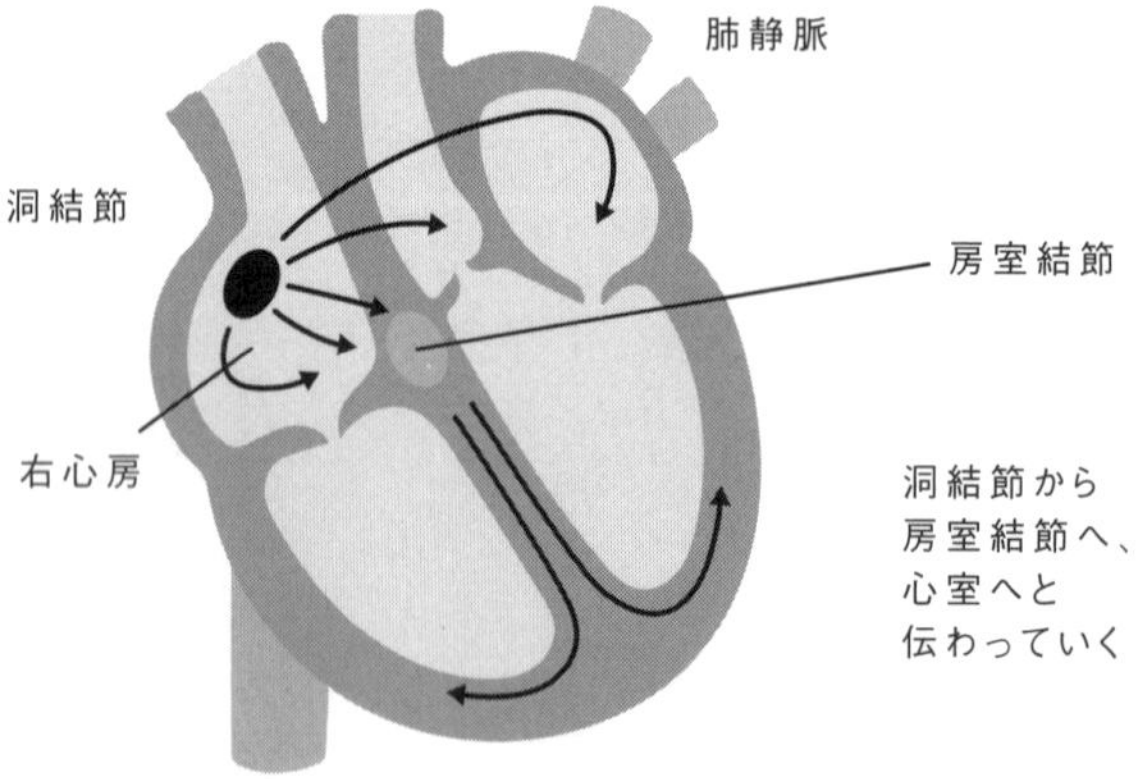

心房細動が起きるときの電気の流れ

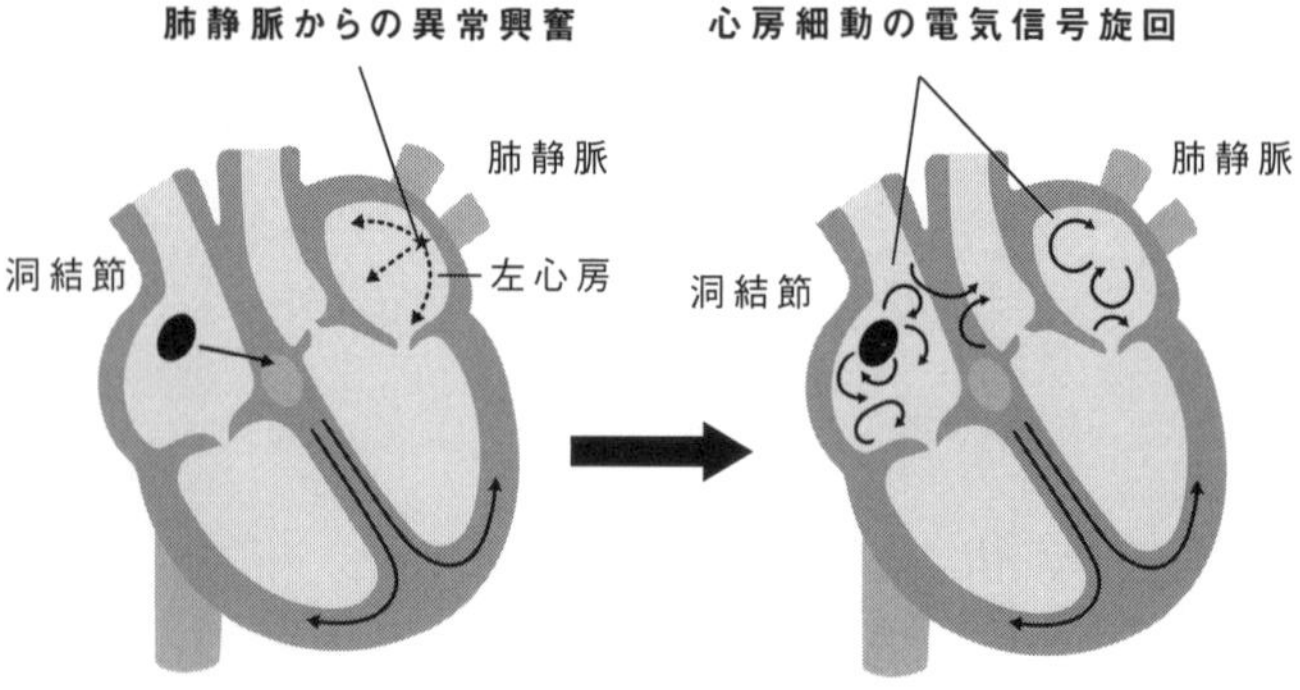

即、命にかかわることはないが、治療が必要な理由

心房が震える心房細動……。発作が起こったら死んじゃうの？　と不安に思うかもしれませんが、心房細動はただちに命にかかわる病気ではありません。心房細動は心房の震えが起こるのであって、血液を送り出すほうの心室は機能しているからです。ちなみに心室で細動が起こったら、こちらは、一大事。即、命にかかわります。心室細動といって突然死の原因としてとても有名なものです（コラム58ページ参照）。

心房が震えると、そこで血液がよどんだような状態になります。心房細動を治療せずに放置していると、よどんだ血液が血栓となり、脳に飛んで脳梗塞を起こす危険が高くなります。また、心臓の機能が次第に低下し、心不全が高頻度に合併することがわかっています。

これが心房細動の治療が必要な大きな理由です。

なお、合併症については後ほど詳しく紹介します。

心房細動の原因は多岐にわたる

心房細動になりやすいリスクについては、第1章で紹介しましたが、このほか、原因となる病気が複数、明らかになっています。病気そのものをきちんと治療することで心房細動が根治できるものもあります。

虚血性心疾患

血液が心臓に十分にいかなくなることで起こる病気の総称で、その代表は心筋梗塞です。心臓に栄養を送る太い冠動脈が動脈硬化によって詰まり、心臓の筋肉（心筋）の一部が壊死する病気です。壊死した部分は収縮できなくなるので、心臓のポンプ機能が失われ、命にかかわることもあります。

血管が詰まる前に血流が不足して胸の痛みなどが起こる狭心症から進行することもあります。心房細動は、この虚血性心疾患のなかでも、特に右側の冠状動脈が詰まる狭心症で合併することがあります。狭心症を治療することで、心房細動も治る場合があります。

心臓弁膜症

心臓には血液を逆流させないために4つの弁が存在しています。心臓弁膜症はこれらの弁に異常が起こるために弁が十分に開かなくなったり閉じなかったりして、心臓のポンプ機能がうまくいかなくなるものです。

以前は、リウマチ熱というレンサ球菌感染症に感染した後に起きる炎症が原因で弁膜症を発症する方が多くみられましたが、現在は衛生状態の改善や抗菌薬の普及により、リウマチ熱関連の弁膜症は非常に減少しています。代わって、高齢者人口の増加により、加齢による弁膜症が非常に増えてきています。

心臓弁膜症になると心臓に血液がたまりやすくなり、心房にも負担がかかることから心房細動を引き起こしやすくなります。

心筋症

心筋症とは心臓の筋肉の病気です。代表的な心筋症として「拡張型心筋症」「肥大型心筋症」などがあります。

拡張型心筋症は心臓が通常よりも大きく（拡大）なってしまい、血液を適切に全身に送ることができなくなってしまう病気です。肥大型心筋症は心臓の心室の壁が異常に厚くなるために、心臓の機能が障害される病気です。いずれも心臓に負担をかけるために心房細動を引き起こしやすくなります。

WPW症候群

心臓の上室で起こる「上室性頻脈」に含まれる先天性の不整脈です。

健康な人では心房から心室への電気信号は房室結節を介してつながっています。ところがＷＰＷ症候群では、房室結節以外の場所にも経路（副伝導路）があります。このため、房室結節から心室に来た興奮が副伝導路を伝わって心房に戻る、という具合に電気の興奮がくるくると回ってしまい、１分間に１５０回以上の頻脈が起こります。

心房細動はこの病気の合併症として起こります。WPW症候群はカテーテルアブレーションが非常に有効で、治療がうまくいけば心房細動も起こらなくなります。

高血圧症

血圧が140／90㎜Hg以上、あるいは家庭で測定した血圧が135／85㎜Hgを越えて高いものを高血圧と考えられてきました。最新のガイドラインではさらに厳しく、130／80㎜Hg以上を高血圧症として注意を促しています。高血圧になると心臓が血液を送り出す際、過度な負担がかかること、動脈硬化が進行すること、心肥大などの心疾患を発症することなどから、心房細動のリスクが高まると考えられています。

糖尿病

血液中の血糖値が高い状態が続く病気で、「1型糖尿病」と「2型糖尿病」があります。1型糖尿病はインスリンを作る膵臓の細胞が障害されることで起こるものです。2型糖尿病は家族歴やなりやすい体質、加齢、または食べすぎや飲みすぎ、運動不足などの生活習慣により膵臓の働きが弱まったり、血糖を下げる働きのあるインスリンの働きが低下したりすることなどで発症します。日本における糖尿病患者さんの大多数は2型です。糖尿病と心房細動とのかかわりについては第3章で詳しく解説します。

甲状腺機能亢進症

甲状腺ホルモンが過剰に出ることで脈が速くなる、疲れやすくなる、体重が減る、異常に汗をかくなどの症状があらわれます。

代表的な病気として「バセドウ病」があります。若い女性に多く、この病気にかかると心房細動を高い確率で合併することがわかっています。

なお、甲状腺機能亢進症に対しては内服薬を含むいくつかの治療法があり、これらの方法でホルモンの値を正常化できれば、心房細動も起こらなくなります。

脱水症

暑い場所などで汗をかき、体の水分と電解質が失われ、その補給が十分にできない場合に発症します。脱水症になると血液の量が減るために血圧が低下、必要な栄養素が体に行き渡らなくなり、不要な老廃物を排泄する力も低下します。同時に心臓にも大きな負担がかかるため、心房細動を発症しやすくなります。

脱水症は梅雨時や夏場に起こりやすく、熱中症を引き起こす元凶にもなります。日本の夏は近年、猛暑日が多く、熱中症による死者が増えています。高齢の方は特に脱水に気づきにくく要注意といえます。

睡眠時無呼吸症候群

睡眠中に空気の通り道である気道が一時的に（10秒以上）止まることを繰り返す病気です。呼吸停止の時間が長く続くと熟睡感がなくなり、昼間の眠気や集中力の低下が起こります。

無呼吸が繰り返されることで、酸素が不足すると心臓に大きな負担がかかることから、心房細動を含む心臓や血管の病気の発症につながりやすいともいわれています。

病気が何もなくても心房細動が起こるケースがある

こうした病気がなくても、心房細動を発症することはしばしばあります。

特に高齢者の場合は「加齢によるリモデリング」という現象が大きな原因になっています。リモデリングは、「組織の再構築」という意味で、心臓になんらかの負荷がかかったときにこれを回避して、血流を保つためにその組織や形態を変化させて、環境に適応しようとする現象です。心臓は生命の要であり、ポンプが働かなくなれば死に至ります。リモデリングはまさに、生命を守るために人間が兼ね備えた防御反応ですが、そのことが逆に心臓の変化を引き起こし、結果として心房細動の引き金となってしまうわけです。

心房細動は高齢者に多いといわれ、心房細動のリスクに「60歳以上」という年齢が含まれているのには、こうした背景があるのです。

心房細動の三大症状は、「動悸」「息切れ」「めまい」

心房細動の代表的な症状は「動悸」「息切れ」「めまい」です。ただし、症状の強さと病気の重症度はイコールではありません。軽い自覚症状でも進行した心房細動が見つかることはよくあります。

動悸

心房細動が起こるとじっとしているのに「ドキドキ」と動悸を感じるようになります。このときに脈を測ると1分間に100回以上の頻脈であることをしばしばみかけます。正常な人の安静時の脈拍数は60~80回なので、これはランニングで息が上がるくらいの動悸です。

また、運動をきっかけに起こりやすく、階段や坂道を昇ったときに生じることも。休憩しても、深呼吸をしてもなかなか脈がおさまらないことが特徴です。

息切れ

心房の働きは血液を貯め、これを心室に送ることです。心房細動が起こると、この働きが十分にできなくなり心室から全身に十分な血液を送り出せなくなります。このため、各臓器の酸素や栄養が不足し、息切れや疲れやすいなどの症状を感じやすくなります。

めまい

心房細動になると脈と脈の間が3秒くらいあいてしまうことがあります。これは心臓が3秒止まっているのと同じ状態で、このときに、脳に一時的に血流が不足し、めまいやふらつきを感じることがあります。

一方、過度に頻脈が起こると心室がしっかり収縮できなくなるために血圧が下がり、気分が悪くなったり、めまいが起こることがあります。

心房細動の三大症状

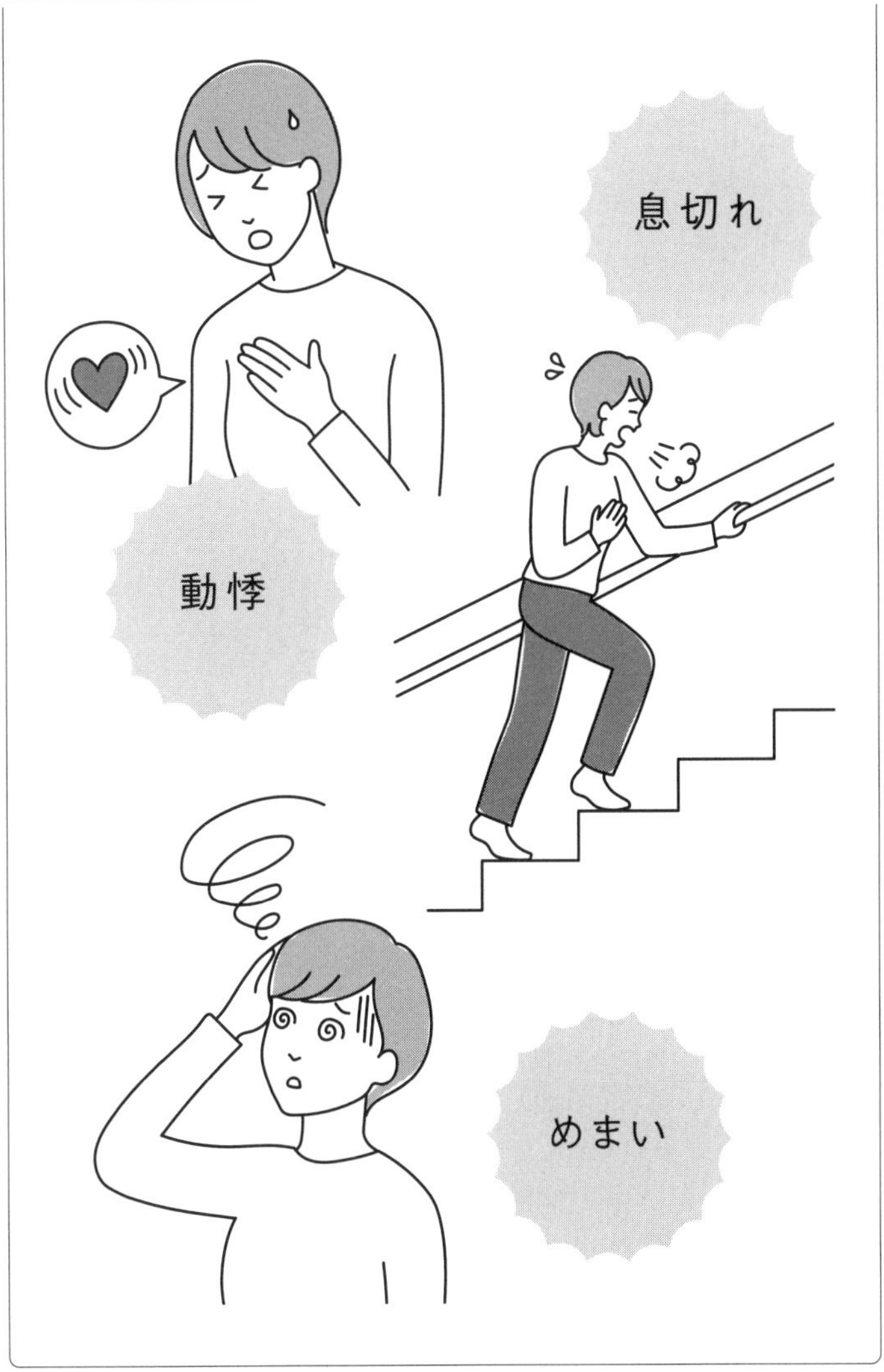

心房細動は進行性の病気

心房細動は最初のうちは発作が起こっても、すぐに元に戻ります。「あれ？　今、突然、動悸が始まったけれど、止まったな。何だったんだろう」という感じです。

発作の頻度は人によって違いますが、1か月に数時間だけ出ては引っ込んでしまうというパターンが比較的多くみられます。こうした特徴から、この段階の心房細動は発作が持続しないという意味から、「非持続性心房細動」または「発作性心房細動」と呼ばれています。

しかし、治療しないままでいると徐々に発作の頻度が増えてきます。また、一度起こるとなかなか止まらなくなっていきます。1週間以上発作が持続するようになると、「持続性心房細動」と呼ばれる状態になります。個人差はありますが、数年を経て最終的には発作が出続けるようになり、薬などなんらかの処置をしないと止まらなくなります。このような進行した段階は「長期持続性心房細動」と呼ばれます。

多くの病気では早期発見、早期治療が重要といわれますが、心房細動も例外ではなく、速い段階で治療をしたほうが治りやすいことがわかっています。つまり、非持続性心房細動の段階で見つけることが大事というわけです。

心房細動なのに無症状の人もいる

前項で症状の強さと病気の重症度はイコールではないと申し上げました。実際、心房細動の患者さんには、「ドキドキがつらいので、発作を止めてください」とクリニックにかけこんでくる方もいれば、心電図で心房細動の波形が出ている、つまり、「発作の真っただ中」にもかかわらず、「まったく、なんともありません」とおっしゃる方もいます。

実は心房細動のある方のうち、約半数は自覚症状にとぼしい、といわれています。無症状の方は自覚症状がある方に比べて予後が悪く、死亡率は2倍高い、という研究報告もありますが、これは症状がないために病気を自覚できず、治療を受けられない人が多いことが関係していると思われます。

無症状の方は、発作が時々しか起こらない非持続性心房細動の方よりも、持続性心房細動（特に何年も続いているような長期持続性心房細動）の方に多い印象です。

発作を自覚しにくい一番の原因は、長年心房細動を抱えていることで、動悸や息切れなどの症状に慣れてしまうことでしょう。

また、高齢になると、暑さや寒さ、喉の渇きなどにも気づきにくくなるように、さまざまな感覚に対しての反応が鈍くなりやすいこともあると思います。

問診で患者さんに生活を振り返ってもらうと、

「そういえば買い物に行ったときにそれまでにない疲労を感じた」「息が切れたりした、だるかった」などといわれることがよくあります。大事な身体のサインなのですが、「年のせい」と見過ごしてしまう方もいます。

加齢による体力の衰えは確かに起こりますが、多くは1、2年ごとにあらわれます。月単位や週単位で急激に体調が悪化してきた場合、心房細動に限らず、体の異変を疑ってほしいと思います。

心房細動の合併症

心房細動の2大合併症は「脳梗塞」と「心不全」です。

脳梗塞は心房細動がない人に比べて約5倍も多く、治療をしない場合、年間に約5％の人が発症します。また、心房細動があると心不全を発症しやすいことがわかっており、その発症率は心房細動のない人の約4倍と報告されています。一つずつ見ていきましょう。

脳梗塞

脳の血管がなんらかの理由で狭くなったり、詰まったりするものをいいます。脳の血管に問題が起こる病気を「脳卒中」と総称しており、大きく分けると脳出血、脳梗塞、くも膜下出血となりますが、現在、日本では圧倒的にこの脳梗塞が多く、約7割を占めています。

心房細動という心臓の病気がなぜ、遠く離れた脳に影響するのか不思議に思う方も多いと思います。

　これは臓器同士が血管を通じてつながっていること、さらに、血液の特徴の一つである「流れが悪くなると固まりやすくなること」があります。

　血液は川のようにスムーズに流れているのが正常で、流れが悪くなって停滞すると血小板の働きなどにより、固まりやすくなる性質があります。

　健康な心臓では心房から心室に勢いよく血液が送り出されているので血は固まりません。しかし、心房細動が起こっているとき、心房は細かく震えています。この震えにより血液の流れが悪くなってしまうために、心房内で血がよどみ、固まりやすくなるのです。よどんだ血液が完全に固まってしまい、心房の壁に血液の塊である「血栓」ができると脳梗塞の引き金になります。

　血液の塊が心房の壁に付着している限りは何も起こりませんが、あるとき、何かの拍子にたまたまはがされたりすることがあるのです。これが塊のまま心室に入り込み、血液と一緒に送り出されて全身にまわります。

　血管は心臓から遠ざかるにつれて徐々に細くなるので、血栓の大きさによってはどこかで詰まる可能性があります。そして、これが脳で詰まった場合に「脳梗塞」になってしまうのです。

心房細動で起こる脳梗塞は重症になりやすい

脳梗塞は血管が詰まる場所によって次の3つに分類されています。

(1) ラクナ梗塞
太い血管から枝分かれした先の細い血管(直径1㎜以下)に脳梗塞が起こる
(2) アテローム血栓性脳梗塞
比較的太い血管に動脈硬化が起こり、血栓が生じる
(3) 心原性脳梗塞
心臓から流れ出た血栓が脳の血管の根元に近い、比較的太い部分に詰まって起こる

このうち、心房細動で起こる脳梗塞が「(3) 心原性脳梗塞」です。脳梗塞は命が助かっても麻痺や言語障害などの後遺症が残りやすく、怖い病気であることは皆さん、理解する

ところだと思います。

ただ、その中でも最も深刻な後遺症が出やすく、命の危険も高いのがこのタイプです。他の脳梗塞に比べて重篤になりやすく、救命できても寝たきりになるなど、重い後遺症が残りやすいのです。

このタイプは「前触れ発作」（短時間だけ言葉が出ない、手足がうまく動かせない）などの予兆なく、いきなり脳に血栓が飛ぶのも怖いところです。

また、脳ドックなどでも発見が困難です。

なお、脳梗塞の実に15〜20％を心原性脳梗塞が占めることがわかっています。そして、脳梗塞を起こした後に心房細動が見つかることもしばしばあるのです。

あらかじめ心房細動が見つかっている患者さんは、治療により脳梗塞のリスクを大幅に減らすことができるので、ある意味、幸運といえるのです。

心不全

心不全は心臓の状態が完全ではない状態をさし、幅広い意味で使われます。心臓の機能が少しだけ悪い状態から、さまざまな病気で心臓が止まりかけている状態、さらに老衰など寿命を全うして最終的に心臓がストップしたものも「心不全」と呼ばれます。

すなわち「心不全」は、死に直結し救急治療が必要な「急性心不全」と、長い期間、心臓の不調な状態が続いている「慢性心不全」に大別されます。

心房細動の合併症である心不全は後者の慢性心不全です(本書では心不全という言葉で説明していきます)。

心房細動が心不全を引き起こす主な原因は、発作によって速い心拍が続くことで心室が疲弊し、収縮する力(ポンプ機能)が弱まってしまうことによります。

この結果、心臓から身体が必要とする血液を送り出せなくなるために息切れやむくみが起こりやすくなります。そして何も治療をしないと、良くなったり、悪くなったりを繰り返しながら徐々に心機能が低下します。

重症になると安静にしていても呼吸や動作が苦しくなり、入院が必要になることもあるのです。よどんだ血液が毛細血管から肺に漏れ、水がたまることもあります。こうなると肺の機能が低下して、上手く酸素を取り込めなくなり、酸素の投与が必要になることもあります。そうすると生活に大きな支障が出てきます。心不全が「生命を縮める病気」といわれるゆえんです。

心臓弁膜症や心筋梗塞など心臓病にかかったことがある人はそれ自体が心不全を引き起こす大きな原因であるため、より病気が進行しやすくなります。

心房細動に心不全を合併している方は高率にみられ、軽いものまで含めればほとんどの方が相当します。心臓の機能は年とともに落ちるため、高齢の患者さんは心房細動に加え、心不全を合併している例がとても多いといえます。心不全は自覚症状が出にくいと言われています。それは、患者さん自身がご自身の息切れの程度に合わせてＡＤＬを落としてしまうからです。例えば、「階段を昇ると息が切れるのでエスカレーターを使う」というようなことです。さらに、心不全の自覚症状を単なる不調や老化と思い込んでいたために、10年も20年も、病気に気づかないまま、悪化させてしまっているケースもみられます。

心不全の発見は早ければ早いほど、予後が良いといえるでしょう。心不全の重症度分類のうち、Ⅱ度までに治療を開始できれば理想的です。

心不全は発症すると完治させることはなかなか難しいですが、薬などの治療法が年々進歩しており、きちんと病気の管理をしていけば、進行を抑え、元気な生活を送ることが可能です。

心不全の重症度・ニューヨーク心臓協会（New York Heart Association：NYHA）が定めた「NYHA《ニーハ》分類」

Ⅰ度：心疾患はあるが、身体活動を制限する必要がない。日常の生活活動で疲労や息切れなどは起こらない。（平地では問題がないが、坂道を走って昇るとゼイゼイする）

Ⅱ度：心疾患はあるが安静時は症状なし。日常的な身体活動では疲労や動悸、呼吸苦などが生じる。軽度の身体活動制限が必要。（坂道を昇るとゼイゼイする）

Ⅲ度：日常生活活動を軽度に制限しても疲労、動悸、呼吸苦などがあらわれる。中等度ないし高度の身体活動制限が必要。（平らな道を歩いていてもゼイゼイする）

Ⅳ度：高度の運動制限をしても心不全や狭心症が起こる。少しでも身体活動を行うと症状が増悪する。（家でじっとしていてもゼイゼイする）

コラム　心房細動と認知症

厚生労働省の推計では（2015年1月）、2025年の認知症患者数は700万人を超えると発表されました。これにMCI（軽度認知機能障害）を合わせると約1300万人となり、65歳以上の3人に1人が認知症患者とその予備群になるという指摘もあります。

認知症には大きく、アルツハイマー型、脳血管型、レビー小体型があります。科学的根拠はまだ十分とはいえませんが、心房細動がこれら認知症の発症に関与している可能性があります。関連する研究論文は数多く出ています。例えば2015年に報告されたオランダの研究（認知症のなかった6514人を20年間追跡調査）で、心房細動の罹患が長いほどアルツハイマー病の発症率が高かった、いう報告があります。

また、心房細動の方は心原性脳梗塞になりやすいだけでなく、微小な血管にも少しずつ血栓がつまり、小さな脳梗塞を起こしているケースが多いことがわかっています。こうした微小な脳梗塞が脳血管性認知症の一因になっている可能性もいわれています。

認知症予防のためにも、心房細動の治療と予防が大切になってくるかもしれません。

心房細動の早期発見

心房細動が見つかるきっかけは大きく二つあります。

一つは患者さんに動悸や息切れなどの自覚症状があり、心配になってクリニックや病院を受診するケースです。もう一つは会社や地方自治体の健康診断、あるいは人間ドックの検査(主に心電図)で不整脈の疑いを指摘された場合です。

いずれにしても、おかしいと思ったとき、あるいは、健診で指摘されたときはできるだけ早く、医療機関(循環器内科)を受診することが大事です。

医療機関では、確定診断のために心電図検査を行います。

ただし、心電図検査では受診時に発作が起こっていないと波形があらわれないため、「24時間心電図」や「携帯型心電計」をつけてもらい、発作が出ているかどうかを調べます。さらに必要に応じて心臓のX線検査や心エコー、血液検査などを実施し、病気を特定していきます。

自己検脈のすすめ

近年、自分で不整脈を見つける方法として、「自己検脈」がすすめられています。健診は不整脈の早期発見に有効ですが、すべての不整脈をとらえることは不可能です。おかしいと思ったときにすぐにチェックできる自己検脈の方法を知っておけば、不整脈の兆候にいちはやく、気づくことができます。

自己検脈の方法

手首の親指側の付け根には動脈が走っています。

この動脈を反対側の手の人差し指と中指、薬指で触ると、「トン、トン」と脈が感じられます。

正常な状態では、脈拍は1分間に50回~100回くらいですが、これが非常に多くなったり、逆に少なくなったり、脈が途切れたりしたら不整脈の可能性があります。ご高齢の

自己検脈のしかた

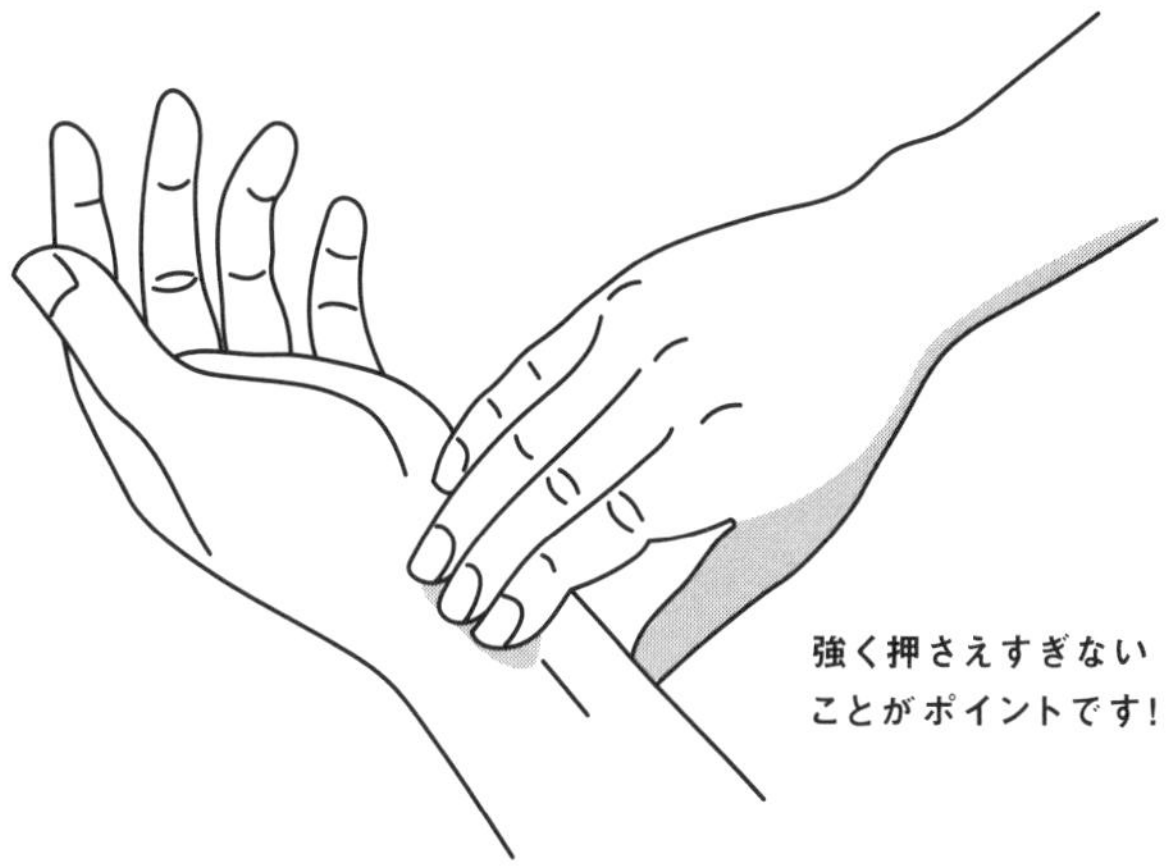

方には、ご家族や周囲の方がチェックしてあげることもできます。不整脈の兆候があったら、できるだけ早く医療機関を受診しましょう。

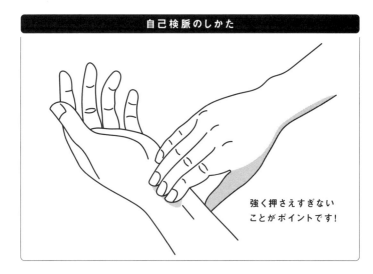

コラム　不整脈の種類

不整脈には心房細動も含めると、たくさんの種類があります。いくつかの分け方がありますが、わかりやすい分類法のひとつとして「脈の速さ」によるものがあります。

脈が速くなるタイプを「頻脈性不整脈」といいます。心拍数が正常なときは1分間に60〜80回のところ、頻脈性不整脈は1分間に100回以上になります。また、頻脈性不整脈はさらに「上室性不整脈」と「心室性不整脈」に分けられ、「心房細動」は上室性不整脈のひとつに該当します。

脈がゆっくりになるタイプを「徐脈性不整脈」といいます。心拍数は1分間に50回未満と少なく、中にはペースメーカーが必要になることもあります。

不整脈の分類

頻脈性不整脈	上室性不整脈	心房細動 心房粗動 心房頻拍 心房性期外収縮 洞性頻脈 発作性上室性頻拍
	心室性不整脈	心室細動 心室頻拍 心室期外収縮 倒錯型心室頻拍 (トルサード　ドポアント; torsade de pointes)
徐脈性不整脈	洞不全症候群（Rubenstein　分類I〜Ⅲ群） 房室ブロック（I〜Ⅲ度）	

（代表的な不整脈を示しています）

コラム　突然死の原因、心室細動とは？

数ある不整脈の中で最も危険な不整脈といわれるのが心室細動です。心室が1分間に200回以上、不規則に震える（細動）ため、心室が正常に機能しなくなります。心室は全身に血液を送り出す機能を担っているため、この状態になると全身に血液供給が行えなくなり、いわゆる「心停止」と呼ばれる状態になります。

このため発作が起こると意識消失が起こり、脳や腎臓、肝臓などの重要な臓器も障害され、速やかに処置をしないと2〜3分のうちに死につながります。それまで健康的に日常生活を送っていた人が、急速な経過で死に至ることを「突然死」といいますが、心室細動はこの突然死の原因となる代表的な病気の一つです。

このタイプの不整脈は心筋梗塞や心筋症の患者さんに出やすいことがわかっています。つまり、こうした心臓病を持っているのに、それに気づかないで日常生活を送る中で心室細動を起こすケースが少なくないのです。なお、心室細動から命を救う唯一の手段がAEDです。身近で人が倒れ、心室細動が疑われる場合は躊躇なく、AEDを使ってください。

第3章

糖尿病の人は要注意！心房細動との深いかかわり

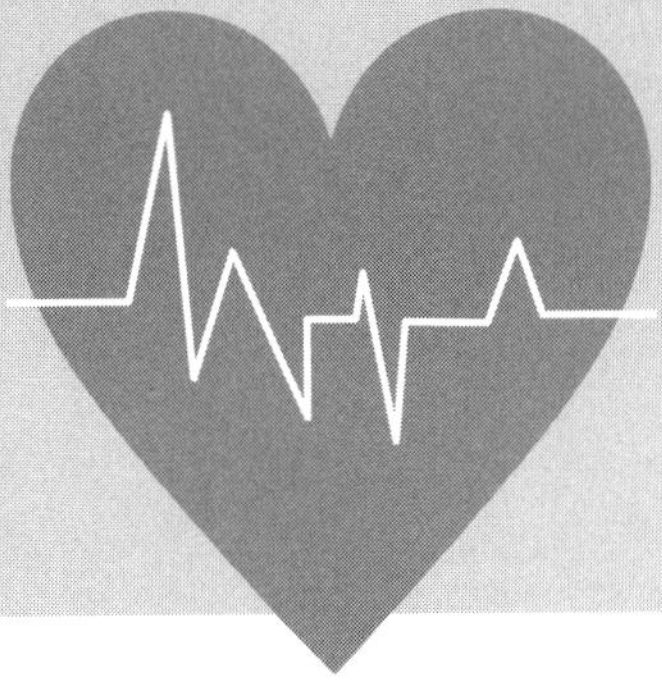

糖尿病があると心房細動のなりやすさが1・6倍に！

第2章では心房細動の原因となるさまざまな病気を紹介しました。この章ではこのうち、糖尿病について詳しく触れていきます。

糖尿病は心房細動の四大リスクの一つである高血圧に比べ、発症率は高くありません。しかし、糖尿病がない人に比べ、ある人は心房細動の発症が1・6倍になるとも報告されており、この数値を専門医として見逃すことはできません。

なにより、糖尿病の罹患者は予備軍を合わせると、約2000万人もいるのです。さらに、心房細動の発症率1・6倍、という数字は年齢（60歳以上）や高血圧など、他のリスクが全くない、糖尿病だけを持っている人だという点に注意が必要です。

高齢で高血圧があり、お酒も大好きとなれば心房細動のなりやすさはどんどん高くなっていきます。

糖尿病は万病のもと

糖尿病はさまざまな病気のリスクにつながる、「万病のもと」といわれています。糖尿病になると三大合併症（コラム67ページ参照）だけでなく、心筋梗塞や脳梗塞、さらに心不全の罹患率も高いことがわかっています。さらに糖尿病になると免疫力が低下します。血糖値が高い状態が続くと白血球をはじめとした免疫にかかわる細胞の機能が低下し、外から入ってきたウイルスや細菌などの病原菌と十分に戦えなくなります。このため、感染症にかかりやすくなり、歯周病などの細菌の病気も悪化しやすいのです。

新型コロナウイルス感染症で重症化しやすいリスクの一つに糖尿病があることもわかっています。最近の研究では糖尿病があると認知症やがん（大腸がんや腎がんなど）、骨粗しょう症にかかりやすくなること、糖尿病のある人は自殺率が2倍も高いというものも出てきています。患者さんの平均寿命は日本全体に比べ、約8～11歳短くなるという報告もあり、この機会にぜひ心房細動とともに糖尿病の予防、治療を心がけてほしいです。

予備軍をあわせると2000万人。糖尿病は「国民病」

糖尿病と心房細動の関係に触れる前に、まず、糖尿病の現状について解説します。

糖尿病は「血糖が高め」の予備軍もあわせると全国で推計2000万人といわれています。国民の5〜6人に1人が糖尿病または糖尿病の可能性がある試算となり、もはや「国民病」と呼んでもおかしくありません。

糖尿病には主に自己免疫によってインスリンを分泌する膵臓の細胞（膵島β細胞）を破壊してしまうことで起こる「1型」と、インスリンの分泌不足、働きの悪さが起こって発症する「2型」があります。

2型糖尿病は生活習慣病（食べすぎや運動不足、肥満）として知られていますが、最近では遺伝的な素因や血糖が高くなりやすい体質、加齢が大きく影響することがわかっています。そして日本ではこの2型が糖尿病の実に約9割を占めています。心房細動の患者さんにはこの2型糖尿病（以下、糖尿病）をあわせもつ人が多くみられます。

コラム　糖尿病になりやすい体質って？

例えば、おにぎり（炭水化物）を1個食べた後、血糖値は平均して140mg／dlくらいまでしか上がりません。ところが、糖尿病体質の方は180mg／dlまで急激に上がってしまうことが珍しくありません。これは日ごろ暴飲暴食をしていない標準体重の方のお話しです。10代の頃はこのようなことは滅多に起こりません。身体の回復機能が高いのでアイスクリームを1日3個食べても血糖値は正常です。ところが年をとるにつれてこの回復能が低下しインスリンの働きも悪化するので、甘い物を食べたり、お腹いっぱい食べたりすると血糖値が上がってしまうのです。

糖尿病は体質の問題がベースにあるため、生活習慣の改善だけでは血糖値を大きく下げることが難しい場合が多くみられます。遺伝や体質が深くかかわっていることがわかってきたのは最近のことですが、このため生活習慣病という名称は不適切、という声が専門医からあがっています。だからこそ、かかりつけ医を定期的に受診し検査を受けること。薬も含めた血糖値の効果的な下げ方を医師と相談しながら継続していく必要があるのです。

糖尿病でなぜ心房細動が発生するのか？

糖尿病があると心房細動になりやすい大きな理由は「血管の閉塞」と考えられています。「人は血管から老いる」という言葉がありますが、健康な人でも年をとるにつれて血管壁が硬くなってしなやかさが失われ、「動脈硬化」が進んできます。年をとると血圧が上がりやすくなる理由もここにあります。

糖尿病になると高血糖の状態が続き、細い血管だけでなく、太い血管の動脈硬化が進みます。動脈硬化は動脈の内側にさまざまな物質が沈着して厚くなり、隆起（プラーク）ができる状態で、プラークができると血流が途絶え、はがれたプラークが血管につまって心臓や脳などの重要な臓器の血管に障害を引き起こします。

この動脈硬化が心臓の太い血管に起こり、血液が心臓に十分に行かなくなると狭心症が起こります。

これを放置してしまい、血管が完全に閉塞すると血流がストップし、心臓の筋肉（心筋）

の一部が壊死して心筋梗塞を起こします。

第2章で解説したように、こうした心臓の病気があると心臓の収縮機能が低下し、心不全になります。この状態が心房細動の発症の原因となると考えられています。

なお、最近では糖尿病の患者さんに「ＨＦｐＥＦ《ヘフペフ》」というタイプの心不全が多く見つかることが報告されています。これは心臓の収縮能が保たれているにもかかわらず、全身の循環不全を起こしてしまう状態です。ＨＦｐＥＦがなぜ起こるかという明確な理由はわかっていませんが、末梢血管の動脈硬化による血流不全が原因という説もあります。これもまた、糖尿病と心不全とのかかわりを示す根拠といえます。（コラム79ページ参照）

糖尿病がある人は脳梗塞のリスクが高い

心房細動の治療が必要な大きな理由の一つは合併症の脳梗塞を予防するため、ということはすでにお話した通りです。

実は糖尿病を合併した心房細動の患者さんは、脳梗塞のリスクが糖尿病の合併のない心房細動の患者さんよりも高くなることがわかっています。これは世界的な大規模研究を元に脳梗塞のリスクをまとめた「CHADS2《チャズ・ツー》スコア」という指標で明らかになっています（詳細は第4章参照）。

この指標によると糖尿病を合併した心房細動の患者さんの脳梗塞発症率は1年間で約2・8％です。糖尿病で心房細動がある患者さんが100人いれば、そのうち1年以内に約2〜3人が脳梗塞を起こす危険があると予測できるということです。これが2年、3年と経過するにつれ5・6％、8・4％と上がります。

心房細動では脳梗塞のうちの心原性脳梗塞を起こしやすいことがわかっていますが、実は糖尿病それ自体が脳梗塞のリスクを高め、こちらは「アテローム血栓性脳梗塞」という、太い血管で起こる動脈硬化性の脳梗塞と非常に関連が深いのです。

つまり、心房細動と糖尿病をあわせもっていると、いずれのタイプの脳梗塞にも注意しなければならないということになります。

コラム　糖尿病と三大合併症

糖尿病の三大合併症は「糖尿病性網膜症」「糖尿病性神経障害」「糖尿病性腎症」です。「糖尿病性網膜症」は視力をつかさどる網膜の毛細血管が詰まったり、破れたりするものです。網膜に十分な酸素や栄養が届かなくなり、視力低下、さらに進行すると失明につながります。

「糖尿病性神経障害」は、感覚をつかさどる末梢神経が高血糖により障害を受けるものです。足のしびれや痛みから始まることが多く、さらに進行すると感覚が鈍くなるという状態に陥ります。指先のケガなどにも気づきにくくなり、末梢の毛細血管が詰まって血流障害が起きるので傷が治りにくく、進行すると組織の細胞が壊疽（体の組織が腐敗する）を起こし、発見が遅れると切断を余儀なくされる可能性もあります。

「糖尿病性腎症」は腎臓の毛細血管（糸球体《しきゅうたい》）が傷つくことで腎臓の機能が低下する病気です。糸球体は血液を濾過する役割を担っており、糖尿病が進行するとこの濾過機能が落ちて体の中の毒素を排せつすることが十分にできなくなるのです。最終的には腎臓の機能が著しく低下して「腎不全」の状態になり、人工透析や腎移植が必要になってしまいます。

現在、人工透析に至る原因の第一位がこの糖尿病性腎症で、透析に入る患者さんを減らすためにも糖尿病対策の重要性がいわれているのです。

いずれも高血糖が続くことによる血管病が原因といえます。

自覚症状が出てからでは遅い！糖尿病の早期発見の鍵

糖尿病は初期のうちはほとんど自覚症状がありません。

尿がたくさん出る、疲れやすい、体重が減少してきた……。などの段階では空腹時血糖（後述）が160～180㎎／dℓを超えるようになり、HbA1c《ヘモグロビンエーワンシー》も測定不能なほど高くなります。詳しく検査をするとたくさんの合併症が見つかるなど、病状が進んでいることが珍しくありません。

糖尿病には、インスリンが大切な役割を担っています。インスリンは、血液の中の糖を取り込んで体のエネルギーとして利用できるようにするだけでなく、糖をグリコーゲンとして肝臓に蓄え、たんぱく質や脂肪を合成したりする働きなどもあります。このため糖尿病が進み、インスリンの分泌が低下すると、高血糖が続くだけでなく、糖やアミノ酸を体に十分に取り込むことができなくなり、不足したエネルギーを、筋肉や脂肪を分解して補うようになります。このため食事や運動量に変化がないのに体重が減少したり、疲れやすくなったりします。

また、トイレが近く、頻尿になりますが、これは血液の中に糖が増えるためです。血糖が増えて濃くなった血液を薄めようと体が水を欲し、たくさん水を飲むようになることで尿の量も増えるのです。

一年に一度は健診を受けよう

糖尿病の早期発見には定期的な健康診断（健診）が何より大事です。職場の健診や地域の健診、あるいは人間ドックなどを利用し、1年に1回は糖尿病の検査を受けるようにしましょう。2型糖尿病の可能性があるかどうかはこうした検査で見つけられます。

・血液検査で空腹時血糖
99以下（基準範囲）、100〜125（要注意）、126以上（異常）

・ＨｂＡ１ｃ（過去１～２か月の血糖の平均的な状態）
５・５以下（基準範囲）、５・６～５・９（要注意）、
６・０～６・４（糖尿病の可能性あり〈予備軍〉）、
６・５以上（糖尿病が強く疑われる）

異常値の場合、糖尿病の可能性が限りなく高いので、できるだけ早く医療機関を受診し、さらに詳しく検査を受けてください。

また、「要注意」や「糖尿病予備軍（境界型）」だった場合、今後、糖尿病になる可能性が極めて高いので普段の食事や運動に気を付ける必要があります。

肥満や食事の偏り、運動不足を自覚している方は保健師さんなどから生活指導を受けることをおすすめします。

糖尿病と診断されたら～まずは生活習慣の改善を！～

糖尿病の治療目的は血糖値をコントロールし、合併症を防ぐことにあります。どのくらいの血糖値にコントロールをすれば合併症になりにくいかというさまざまな研究から、HbA1cの検査値を指標に7％未満（合併症予防）、さらに健康な人と同じ状態をめざすには6％未満を目指すことになっています。

主な血糖コントロールの方法は食事療法、運動療法、薬物療法です。

食事療法と運動療法は、特に2型糖尿病の患者さんには欠かせません。

境界型や軽症の患者さんでは、この二つのだけでコントロールをすることも可能です。

食事療法と運動療法はしっかりやれば効果が期待できる立派な治療といえます。

しかし、一方で、糖尿病の発症には遺伝やなりやすい体質が深く関係していることも事実です。

極端な言い方をしてしまうと、どれほど食事に気をつけていても、きちんと運動をしていても、遺伝や体質が深く影響している人は血糖値が上がってくる傾向があります。

このような場合は、薬物療法を併用することをおすすめしています。

ドロップアウトせずに治療を続けること

糖尿病でしばしば問題となるのは治療の中断（ドロップアウト）です。

この病気はかなり進行しても痛くも、かゆくもない。つまり、自覚症状にとぼしいことが大きな理由だといわれますが、もう一つ、糖尿病のお薬で血糖値が下がったことを「治った」と誤解してしまうケースが多いこともあると思います。

ですが、これは違うのです。

確かに病気の中には薬によって完治できるものもあります。しかし、糖尿病は残念ながらそうした病気ではありません。

血糖を抑えることができているのは薬を飲んでいるからで、薬をやめれば再び、値は上昇し、糖尿病が悪化します。「暴飲暴食をしなければ血糖値は上がらないだろう」というのも違います。

先ほど申し上げたように糖尿病は遺伝やなりやすい体質、さらに加齢なども、食べすぎ、飲みすぎと同じかそれ以上に病気の発症にかかわっています。

極論をいえば、一度、糖尿病と診断された方は劇的にカロリー制限をしても、血糖はなかなか下がりません。そして、もう一つ、糖尿病には心房細動と同じように、加齢によって悪化する進行性の病気という特徴があります。

このため、ドロップアウトの期間が長くなると、以前服用していた薬では効かなくなり、もっと作用の強い薬が必要になります。

これはドロップアウトをした方に多いのですが、「今日は食べすぎたから」などと残っていた薬を飲んで安心していても、実際には血糖が下がっていないことも多くみられます。やがて自覚症状が出始めてようやく、何年振りかに通院を再開、といったときは前述のように進行した糖尿病になっているケースが多いのです。

薬の進歩で進行を抑えられる

糖尿病の治療薬は効果にすぐれ、安全性の高いものがこの10年で次々と出てきています。病状に合った薬を医師の指示に従ってきちんと服用し、定期的に血糖値を測定することで、進行を抑えられるので、ぜひ、継続して通院を続けてほしいと思います。

なお、この本は心房細動がテーマですので糖尿病のお薬の詳細には触れませんが、心房細動の患者さんに推奨される糖尿病治療薬が注目されているので、こちらを紹介したいと思います。

お薬の名前は「ＳＧＬＴ２阻害薬」です。

余分な糖を尿と一緒に身体から出して血糖を下げるもので日本では２０１４年から使われています。

この薬を服用した2型糖尿病の患者さんたちに心不全の重症化を減らす効果があることが、大規模な臨床試験で明らかになったのです。

このため、糖尿病で心房細動があり、かつ、心不全を発症している患者さんにとてもよいお薬です。

さらにSGLT2阻害薬のもう一つの利点は高齢者で多剤併用（薬をたくさん使うこと）の患者さんが薬を減らすことのできる可能性があることです。

たくさんの種類のお薬を服用していると、副作用や飲み忘れの問題が起こりやすく、肝臓や腎臓の機能が落ちている高齢者は、よりリスクが懸念されます。

このような中、SGLT2阻害薬が合う人の場合、心房細動や心不全関連の薬を一部、減らすことができるケースがあります。

該当する方（糖尿病と心房細動、両方がある患者さん）は主治医に相談してみるといいでしょう。

コラム　夜間の低血糖が認知症を引き起こす？

心房細動があると認知症を発症しやすくなることは52ページで紹介しましたが、糖尿病も同様に認知症のリスクとなります。

むしろそのリスクは心房細動のそれより、重大であることが証明されていて、糖尿病の方はそうでない方と比べると、アルツハイマー型認知症に約1・5倍なりやすく、脳血管性認知症に約2・5倍なりやすいと報告されています。

糖尿病で起こる動脈硬化が脳にも起こり、これが脳血管型認知症の発症につながると考えられているほか、高血糖が続くことやインスリン抵抗性（血糖を下げる働きのあるインスリンの働きが低下している状態）、さらに糖尿病治療の副作用である「夜間の低血糖」を繰り返すことが引き金になっているのではないかといわれてきています。

特に注目されているのが、この低血糖です。

低血糖は血糖値が60～70以下になるものをいいます。血糖は低すぎても身体に悪く、脳がエネルギー不足に陥るために意識障害やけいれんなどが生じます。低血糖が続くと命の危険もあります。

糖尿病患者さんの場合、血糖を下げる作用が強い薬を使いすぎると夜間低血糖が起きやすくなります。日中の低血糖は自覚しやすく、飴などの甘い物を食べるとすぐに治りますが、夜間の低血糖は寝ていることもあって気が付きにくい点がやっかいです。

このため、最近は特に高齢者の糖尿病患者さんに対して、血糖を下げすぎないよう、ゆるやかにコントロールすることが推奨されています。

コラム　糖尿病の人によくみつかる心不全があります

糖尿病と心不全、どうやら深いかかわりがあるようです。

近年の研究で、ある種の心不全が糖尿病の患者さんに高頻度で見つかることがわかってきたのです。

少し専門的になりますが、心不全には機能が低下している場所により、いくつかのタイプがありますが、最も多いのは新鮮な酸素を取り込んだ血液を送り出す、左心室です。

そしてこのうち、左室の収縮力の低下がみられる心不全を「ＨＦｒＥＦ（heart failure with reduced ejection fraction：ヘフレフ）」、収縮力が保たれ、拡張力に問題がある心不全を「ＨＦｐＥＦ（heart failure with preserved EF：ヘフペフ）と分類しています。

近年の研究で、後者のＨＦｐＥＦが2型糖尿病の患者さんに高率に合併していることが明らかになってきたのです。血糖コントロールが良好な糖尿病患者さんにも多く、60％に至るとの報告もあるので専門医たちも驚いています。このことから私たちは糖尿病の人には定期的に心臓の検査を受けることをおすすめしています。

第4章

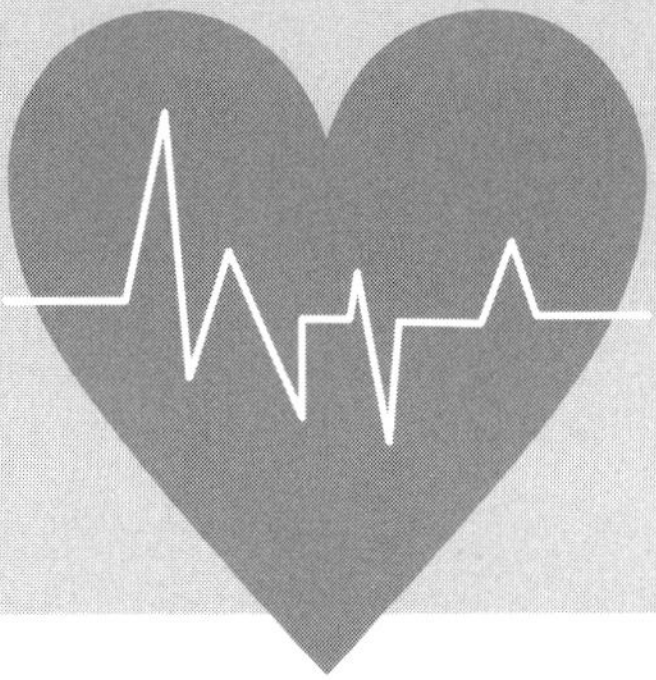

心房細動の治療法

治療をすれば確実に体調はよくなる。年だからとあきらめずに治療を!

この章では心房細動と診断された方に向けて、治療法をわかりやすく紹介していきます。

さて、まずは心房細動治療の目的ですが、大きく二つあります。

まずは自覚症状の改善です。

心房細動によって強い動悸発作が起こると、苦しくてその場でうずくまり、何もできなくなることもあります。息切れやめまいも同様に、頻繁に起これば仕事や家事への支障が出ますし、「いつまた、発作が起こるだろう」と不安になると、旅行など遠方に出るのが次第におっくうになり、趣味も楽しめなくなってしまいます。

心房細動を治療することでこうした苦痛が軽減され、日常生活におけるＱＯＬ（生活の質）を保つことができるようになります。心房細動の患者さんは、「年だから仕方がない」と半ばよくなることをあきらめている方も多いのですが、治療をすれば確実に体調はよくなります。

もう一つの治療目的は合併症の予防です。

これまでお話してきたように心房細動を放置しておくと脳梗塞や心不全が起きやすくなります。

脳梗塞では明らかな数値が出ており、心房細動でかつ脳梗塞のリスクをたくさん抱えている人は1年以内に最高で約20％もの人、つまり、5人に1人の患者さんが発症する計算になります。

心房細動から起こる脳梗塞は血栓が突然脳に飛ぶタイプ（心原性脳梗塞）で、脳ドックでは早期発見ができません。脳梗塞の20％以上を占め、特に症状が重くなることが知られています。

しかし、心房細動の治療をすることで発症予防ができ、命を守ることができます。

心不全については、カテーテルアブレーション（後述）が効果的であることがさまざまな研究から明らかになってきています。同時に生活習慣の改善や、きちんとした内服治療で心房細動と上手につきあい、天寿を全うできる患者さんが増えています。

このような点をご家族と共有していただき、正しい知識を持って、前向きに心房細動の治療に取り組んでほしいと思います。

まずは心房細動の原因になる病気の有無をチェック

治療にあたって忘れてはならないことがあります。

それは心房細動の原因となる病気の有無を確認してもらうことです。第2章で紹介しましたが、特に「甲状腺機能亢進症」「虚血性心疾患（特に狭心症）」「WPW症候群」などは重要です。

いずれも心房細動発症の原因に深くかかわっている病気で、こうしたものが見つかった場合、病気そのものの治療をすることで心房細動が治る可能性が大きいのです。

循環器内科など心房細動の専門医ではこれらの病気の確認を一通りしてくれると思いますが、患者さんのほうから、「甲状腺機能亢進症の可能性はないでしょうか？」などと、確認をするとなお、良いと思います。

コラム 動悸やめまいが激しい場合は、すぐに治療を開始

「心臓がバクバクして苦しい」「苦しくて死にそうです」心房細動の発作がつらくて、クリニックにかけこんでくる患者さんがけっこう、いらっしゃいます。

発作が不定期に起こる「非持続性（発作性）心房細動」の方が多いのですが、このような場合、まずは心房細動を止めてあげることが一番大事です。患者さんがつらいだけでなく、心房細動の状況によっては、心臓から出る血液の量が不足して血圧が急に低下し、意識を失ってしまうこともあるからです。

そこでたいていの場合は即効性のある抗不整脈薬の点滴か、内服の抗不整脈薬を飲んでいただきます。どうしても止まらないときは電気的除細動療法（112ページ参照）を行う場合もあります。

これで心房細動が止まったところで必要な検査を受けていただき、その後の治療方針を検討することになります。

心房細動の治療の二つの柱「心房細動の治療」と「合併症対策」

原因となる病気がないことがわかったら、心房細動の治療を開始します。ここで大事なことはこの病気の治療には「①心房細動（不整脈自体）の治療」と「②合併症対策（脳梗塞の予防と心不全の治療）」という二つの柱があるということです。

①と②の治療は基本的に並行して行われます。つまり、二つの治療は車の両輪のようなもので、どちらかが欠けてしまっては不十分であることを知っておきましょう。

また、①の心房細動の治療には、「リズムコントロール」と「レートコントロール」の二つの治療があります。リズムコントロールは心房細動それ自体を抑える治療のことで、心房細動の原因に働きかけて、これを止めようというものです。

代表的なのがカテーテルアブレーションで、心房細動の原因となっている部分に直接、カテーテルを持っていき、電気で焼灼します。

薬の場合は抗不整脈薬を使います。

二つの治療は車の両輪

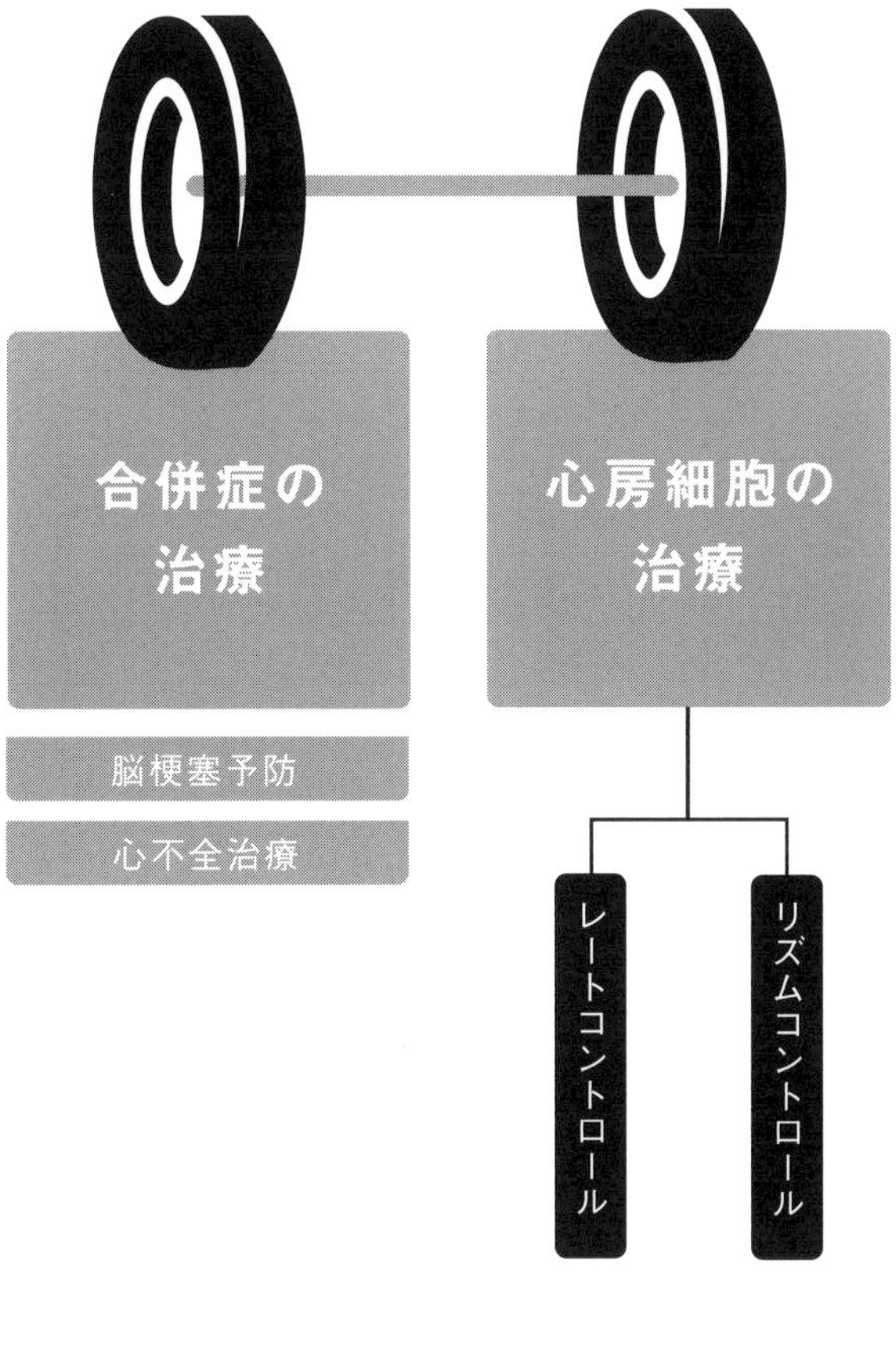
合併症の治療
脳梗塞予防
心不全治療
心房細胞の治療
レートコントロール
リズムコントロール

「レートコントロール」は、心房細動は止めずにそのままにしておき、薬で心拍数を管理していく治療です。

リズムコントロールとレートコントロール、どちらを選ぶべきか

心房細動そのものを止める「リズムコントロール」と、薬で心拍を抑える「レートコントロール」。どちらがいいかは患者さんの病状によって違います。最終的な選択は、病状や患者さんの希望を検討して決めていきます。

一般的には、リズムコントロールで効果が期待できそうな場合は、まずこちらを優先します。

心房細動を止める、あるいは発作の頻度を低くすることで、心臓のポンプ機能が正常な状態に近づき、症状が抑えられることはもちろん、合併症のリスクを減らすことができ、生命予後もよくなるからです。

リズムコントロールで心房細動が止まらなかった場合、レートコントロールに移行しま

す。また、他の合併疾患などにより、カテーテルアブレーションが受けられない場合、抗不整脈薬の副作用が強く出るなどで服用が難しい場合など、さまざまな事情でリズムコントロールによる治療ができない患者さんも同様に、レートコントロールで管理をしていくことになります。

このように書くと、「レートコントロールは治療の手立てがない人の治療」というイメージがあるかもしれませんが、決してそのようなことはありません。

レートコントロールで使う薬で、動悸やめまい、息切れなどの症状はかなり楽になり、多くの場合、ＱＯＬは上昇します。また、レートコントロールは何の治療もしない場合に比べ、生命予後がいいこともわかっています。

脳梗塞予防の薬をきちんと継続し、日々の生活を改善し、薬を服用しながら心臓の機能を維持することで、多くの場合は普通の生活ができるのです。

私の患者さんにはレートコントロールをしながら、元気に長生きしている80代、90代の患者さんもたくさんいらっしゃいます。

次に各治療について、具体的に解説していきます。

心房細動治療法① リズムコントロール

リズムコントロールは心房細動それ自体を抑える治療のことで、心房細動の原因に働きかけて心房細動を止め、病気を抑える、根治を期待する治療です。「抗不整脈薬」「カテーテルアブレーション」があります。

抗不整脈薬

心臓の筋肉である心筋は、ナトリウムイオン、カルシウムイオン、カリウムイオンという三つのイオンが細胞膜に空いている穴（チャネル、輸送路）を移動し心筋細胞が興奮することで収縮します。抗不整脈薬はこれらのイオンチャネルに働き、心筋細胞の興奮を遮断することによって心房細動を止める薬です。

なお、抗不整脈薬はいろいろな種類があります。そのうち代表的な薬は92ページの図表のとおりです。

●副作用に注意しながら、作用のマイルドなものから始める

抗不整脈薬の多くは1日2～3回の服用です。

患者さんの病状、他に飲んでいる薬、腎臓や肝臓の機能などを考慮して選びますが、一般的には副作用が少ないマイルドなものから投与し、十分な効果が得られなければ徐々に強い薬に変更していく、という具合です。

また、抗不整脈薬を開始したら、定期的に心電図の検査を受けていただきます。実は抗不整脈薬には効果が期待できる反面、頻度は非常に低いのですが、「ＱＴ延長症候群」という、少々、重い副作用が出ることがあります。

ＱＴ延長症候群は、心電図の中のＱ波という部分とＴ波という部分の間が延長する状態ですが、その結果ＴｄＰ《トルサード・ド・ポワント》という不整脈を引き起こすことがあります。ＴｄＰは、心臓のポンプ機能の要となる心室性の頻脈で、意識消失や突然死を引き起こすこともあります。そのためにこまめに心電図をとる必要があるのです。この検査によって副作用は心配のないくらいの頻度になります。

心房細動に主に使われる抗不整脈薬

分類	薬名	商品名	説明
ナトリウムチャネルブロッカー	ジソピラミド	商品名・リスモダンなど	古くからある抗不整脈薬。前立腺肥大症や緑内障があると使えない。
	ピルジカイニド	商品名・サンリズムなど	日本で一番よく使われている国産の薬。腎臓の機能が悪い人には慎重に投与する。
	フレカイニド	商品名・タンボコール	世界的によく使われる薬。作用が強い。
	プロパフェノン	商品名・プロノンなど	世界的によく使われる薬。作用が強い。
	シベンゾリン	商品名・シベノール	他の薬で効果がなかった場合に使うことが多い。やや強めの薬。
カリウムチャネルブロッカー	アミオダロン	商品名・アンカロン	心室性の不整脈にも使用される。 副作用に注意が必要。
ナトリウム、カリウム、カルシウムチャネルブロッカー	ワソラン	商品名・ベラパミル	注射剤と錠剤があり、注射剤は緊急時に注射や点滴で使われる。心臓や体の血管を広げて血流をよくする。血圧を下げ、心臓を休ませる働きも。
	ベプリジル	商品名・ベプリコール	複数のチャネルに対する働きを持つ。他の薬が使えない場合などに検討する。

また、高齢者の患者さんは一般的に腎機能や肝機能が低下しているため、どの薬においてもより副作用に注意が必要です。

よくあるのが脱水によって体内で薬の血中濃度が高くなり、副作用が起こるパターンです。このため、夏場はしっかり水分補給をしていただく必要があります（心不全のある患者さんは水分制限があるので、かかりつけ医にしたがいます）。また、血液検査で腎機能や肝機能をチェックすることも大事です。

●抗不整脈薬の効果、発作の頻度が3分の1に減る

抗不整脈の効果は患者さんによって違います。薬で発作が止まってしまう人もいれば、発作は治まらないけれど、回数が大幅に減るケースもあります。さまざまな調査から平均して、「発作の頻度が3分の1に減る」というところです。例えば、心房細動が不定期に起こる非持続性心房細動があり、それまで1か月に4回ほど発作が起こっていた患者さんが、抗不整脈が薬によって1か月に1回くらいに減る、さらに発作の時間が短くなる、などが期待できます。

心房細動をすぐに抑えるために頓服として使用をおすすめすることもあります。ピルジカイニドが代表的です。頓服で使う場合、約半数の患者さんは服用後1時間以内に心房細動がおさまり、残る患者さんのほとんども24時間以内に戻るという調査結果が得られています。

カテーテルアブレーション

カテーテルアブレーションは、不整脈を引き起こす心臓内の部位に約2㎜のカテーテルという細い管を通し、不整脈の原因となっている部分に高周波電流を流して焼灼する治療です。

正式には「経皮的カテーテル心筋焼灼術」と呼ばれ、カテーテル手術の一つに分類されます。

カテーテルアブレーションは1990年代後半、フランスのボルドー大学のハイサゲール医師により、それまではっきりしなかった心房細動のメカニズムが明らかになったことがきっかけで開発されました。

ハイサゲール医師は心房細動が心房の筋肉（心房筋）の異常な興奮によって起こることをつきとめ、さらにその発動元が「肺静脈」の近くにあることを見つけたのです。

さらにこの部分（肺静脈）の入り口を焼灼すると心房細動が起らなくなることがわかり、ここからカテーテルアブレーションが一気に広まったのです。日本で心房細動にこの治療が広く実施されるようになったのは2000年頃からで、すでに確立された治療となっています。

肺静脈は左右2本ずつ、計4本あって、いずれも左心房につながっています。

この4本の肺静脈の根元にカテーテルアブレーションを行うと、肺静脈は電気的に「隔離」されて、異常な電気信号が肺静脈から左心房に入ってこないようになります。

カテーテルアブレーションは心房細動の元凶をダイレクトに攻撃するという点で、患者さんにはイメージしやすい治療だと思います。また、根治が期待できるという点でも魅力的で、特に抗不整脈薬の副作用で困っているような方には向いています。

また、心不全の進行予防効果が得られるところも、大きなメリットです。

ただし、「一度、カテーテルアブレーションをすれば、それだけで心房細動がぴたりと止まる」というのは少々違います。

つまり、効果は100％ではありません。

また、手術の一つですので、合併症はゼロではありません。

このように治療には限界もあることを理解し、納得された上で受けてほしいと思います。

●1回の治療で心房細動が消失する確率、約50～80％

カテーテルアブレーションで心房細動が止まりやすいのは、不定期に発作が起こる非持続性心房細動の患者さんです。1回の治療で1年後までの発作がゼロになる確率はさまざまな研究から、約50～80％とされています。一方で、心房細動が長期持続している方では治療効果が下がると考えられます。5年以上持続している方でだいたい30～40％の成功率と言われています。

このような長期持続型の患者さんには、カテーテルアブレーションを複数回施行することもあります。1回目で効果がなかった人が2回目に受けた場合、約70～80％と発作ゼロになる割合はぐんと上昇します。

初回の治療で心房細動が止まらなかった理由にはさまざまなものが考えられますが、その一つは肺静脈以外の部位に心房細動の引き金がある場合です。これは事前にはなかなかわかりませんが、心房細動の別の発生源を探すことができれば、再度、そこにアブレーションを実施して治すことができます。

また、焼灼が足りないこともあります。

実はアブレーションを実施する部位、左心房と肺静脈がつながる部位の周辺は食道や多くの重要な神経が走っており、安全性を考慮するためにアブレーションの温度を抑えながら焼灼を行います。

このため、十分に焼灼できず、焼いたはずの心筋が回復してしまうこともあるのです。

なお、初回のアブレーションから何年かが経過した後、止まっていた心房細動が再発するケースは少なからずあります。このような場合、もう一度、アブレーションを行うかどうかは患者さんの心房細動の進行具合などをみながら、メリットとデメリットをよく検討の上、患者さんとともに考えます。

再度のアブレーションは一般的には多くても2～3回までで、これで思わしい効果が得られない場合は薬でコントロールをしていくことになります。

●カテーテルアブレーションが向く人は？ 高齢でもできる？

リズムコントロールの方法として抗不整脈薬とカテーテルアブレーション、どちらを選ぶべきでしょうか？これは主治医とよく相談をしていただきたいと思います。

医師の治療指針となるガイドラインには、カテーテルアブレーションに向く人、向かない人が示されており、それに準じて適応かどうかを医師は検討します。

一般的にはカテーテルアブレーションが最もすすめられるのは非持続性心房細動（発作が不定期に起こる）で、比較的若い患者さんの場合です。

このような患者さんは抗不整脈薬でも心房細動は止まりやすいのですが、薬をやめると不整脈が再発することも多く、基本的に薬は続けなければいけません。

この点、カテーテルアブレーションは心房細動の根治が期待でき、成功すれば抗不整脈薬をやめることができます。糖尿病や高血圧など脳梗塞のリスクもなければ、やがては通院も必要なくなるでしょう。

24時間365日、発作が出ている持続性心房細動の場合はどうでしょうか。この段階に進行していても比較的早期であればアブレーションは効きやすいことがわかっています。一方、何十年と心房細動をわずらっている場合、抗不整脈薬、カテーテルアブレーションともに、効きがよくないことが知られています。

とはいえ、カテーテルアブレーションは、特に持続性心房細動の患者さんに多い心不全の合併症にとても効果があります。

カテーテルアブレーションで心房細動は止まらなくても、発作の回数が減れば心不全の進行が抑えられるので、適応があれば、治療をしたほうがいいと思います。読者の皆さんが知りたいと思われる年齢の問題ですが、基本的に健康で手術に耐えられる方であれば、高齢であってもアブレーションを受けることに支障はありません。私の患者さんには80代でアブレーションを受ける方はたくさんおられます。

なお、カテーテルアブレーションをするべきか否か、医師によって、意見がわかれるケースもあります。

また、ガイドラインはあくまでも指針で、最終的に治療を選択するかどうかは現場の医師の判断と患者さんの希望で決定されます。例えば、不定期に起こる非持続性心房細動は一般的には自覚症状が出ますが、まったく症状が出ない方もいます。健診（心電図）でたまたま見つかるケースですが、若い患者さんで他に生活習慣病など脳梗塞のリスクがない場合、ガイドラインではアブレーションの適応外となっています。

しかし、放置しておくと危険ですし、アブレーションで根治できる可能性が極めて高いので治療をすすめる医師が圧倒的に多くなります。

カテーテルアブレーションは、手術で入院が必要なことから、施設が整った大きな病院で実施されています。患者さん個人が施設や医師を選ぶのは難しいため、主治医から紹介してもらうことをおすすめします。（当院では連携する施設・医師に患者さんを紹介し、場合によっては立ち会っています）。

なお、カテーテルアブレーションの最新情報については、171ページの対談でも詳しく触れています。

コラム　カテーテルアブレーションで脳梗塞は減らせない!?

「カテーテルアブレーションで脳梗塞は減らせない!?」

こんな衝撃的なニュースが2019年に発表されました。ニュースの元は米国・メイヨー・クリニックのDouglas L.Packer氏らが行った「CABANA試験」という臨床研究です。

世界十か国126施設、2204例の心房細動患者さんをカテーテルアブレーションで治療した群と抗不整脈薬を中心とした薬物治療をした群とで、その効果（1年後）を比較した調査で、心不全の進行予防の効果やQOLの改善効果（動悸やめまい、息切れが苦しいなどの症状）はアブレーション群の成績がよかったものの、脳梗塞については両者（薬物治療の群とで）で差がなかったというものです。

この論文が出る前には2016年に発表された「CASTLE-AF試験」という信頼性の高い研究があり、ここでは脳梗塞予防に対して薬よりもカテーテルアブレーションのほうが、効果がある、という結果が得られています。このため、アブレーションで心房細動が止まった場合は、脳梗塞予防の薬の服用は必要がないとされていました。

ＣＡＢＡＮＡ試験に関しては、治療のクロスオーバーがある（アブレーション予定だった人がやらなかったり、抗不整脈治療予定だった人がアブレーションをしたケースが散見された）ことから、解釈には注意が必要であると考えられています。しかしながら、アブレーション後に無症候性の軽度の非持続性心房細動を再発されている患者さんが予想以上に多い可能性があると言えそうです。現在では、「脳梗塞についてはアブレーションだけでは不十分なケースがあると考えられ、患者さんのリスクによってはアブレーション後も脳梗塞予防の薬を続けることが妥当ではないか」という考え方が出てきています。

カテーテルアブレーションの適応

積極的にすすめる	・強い自覚症状のある非持続性心房細動（抗不整脈薬が効かない）
どちらかというとすすめる	・非持続性心房細動で抗不整脈薬を服用しているが、たびたび再発を繰り返す ・徐脈頻脈症候群 ・強い自覚症状のある持続性心房細動 ・心不全を合併した心房細動
どちらともいえない	・自覚症状のある持続性心房細動（長期間罹患している） ・自覚症状がない持続性心房細動（長期間罹患している） *自覚症状がない非持続性心房細動の再発例
やるべきではない	・左房内血栓が疑われる ・抗凝固療法の薬が使えない場合 （カテーテルアブレーションによる合併症として治療中に脳梗塞が起きることがあるため、脳梗塞のリスクのあるなしにかかわらず、治療を受ける人すべてに脳梗塞を防ぐ抗凝固療法の薬が必要）

（ガイドライン2020年改訂版を元に作成）

カテーテルアブレーションの流れ

では、一般的なカテーテルアブレーションの流れを解説します。

治療前

カテーテルアブレーションを行うにあたって必要な検査を実施します。検査は通院でもできるものが多く、施術のための入院日は3泊4日~4泊5日が一般的です(施設により異なります)。

なお、カテーテルが血管や心臓の中で血液と触れると血液が固まり、脳梗塞の発症につながることがあるため、事前に血液がさらさらになる薬を投与することが一般的です(抗凝固療法)。

治療

心房細動の主な発生源は左心房につながる4本の肺静脈の根元の細胞です。

この部分を焼灼するためにカテーテルの先端を送り込みます。

太ももの付け根などカテーテルを挿入する部位を局所麻酔し、麻酔が効いたら徐々にカテーテルを静脈から挿入していきます（治療中の苦痛がないように、静脈麻酔薬を用いて深く眠っている状態で治療を行うことが一般的です）。血管をX線画像で写しながらカテーテルを進めていきます。

医師やスタッフが心電図や血圧、脈拍、呼吸などのモニターを確認しながら注意深く進めます。

カテーテルが右心房に到達したら、右心房と左心房の間にある筋肉（心房中隔）に針で小さな穴を開け、その後、左心房に入ります。

焼灼する場所の近くにカテーテルが届いたら交感神経を刺激する「イソプロテレノール」という薬を注射し、意図的に心房細動を作り出します。これにより心房細動が起こっている場所を確認することができます（一部ですが、肺静脈以外の場所が発生源になっている人もいます）。確認後はすみやかに心房細動を止めますので心配はいりません。

発生源が確認できたら、カテーテルの先の電極から高周波電流を流します。強い電流によってカテーテルの先に触れているわずかな領域の心臓組織だけが電気的に焼かれて細胞は死滅します。1回の焼灼あたり、電流を流す時間はおよそ1分以内です。

焼灼の際、胸の中で熱さを感じることがありますが、カテーテルの先には温度センサーがついていて、高温になりすぎる前に電流を遮断するので必要のない部分まで焼灼してしまうことはありません。

治療が完了した後は、全てのカテーテルを体内から抜き、カテーテル挿入部位の止血を行います。

治療はおおむね2~3時間で終了します。

最近では、従来から行われている焼灼術のほかに、クライオアブレーション（冷凍凝固壊死）という方法を用いたアブレーションを行っている施行も増えています。これは、肺静脈の根元にクライオバルーンという風船を膨らませて冷凍凝固を行う方法で、施術時間が短いことや合併症が少ないことが注目されています。

一方で、肺静脈基部以外の部位に使用できないため、複雑な病態の患者さんには向いていないという問題もあります。

カテーテルアブレーションの治療

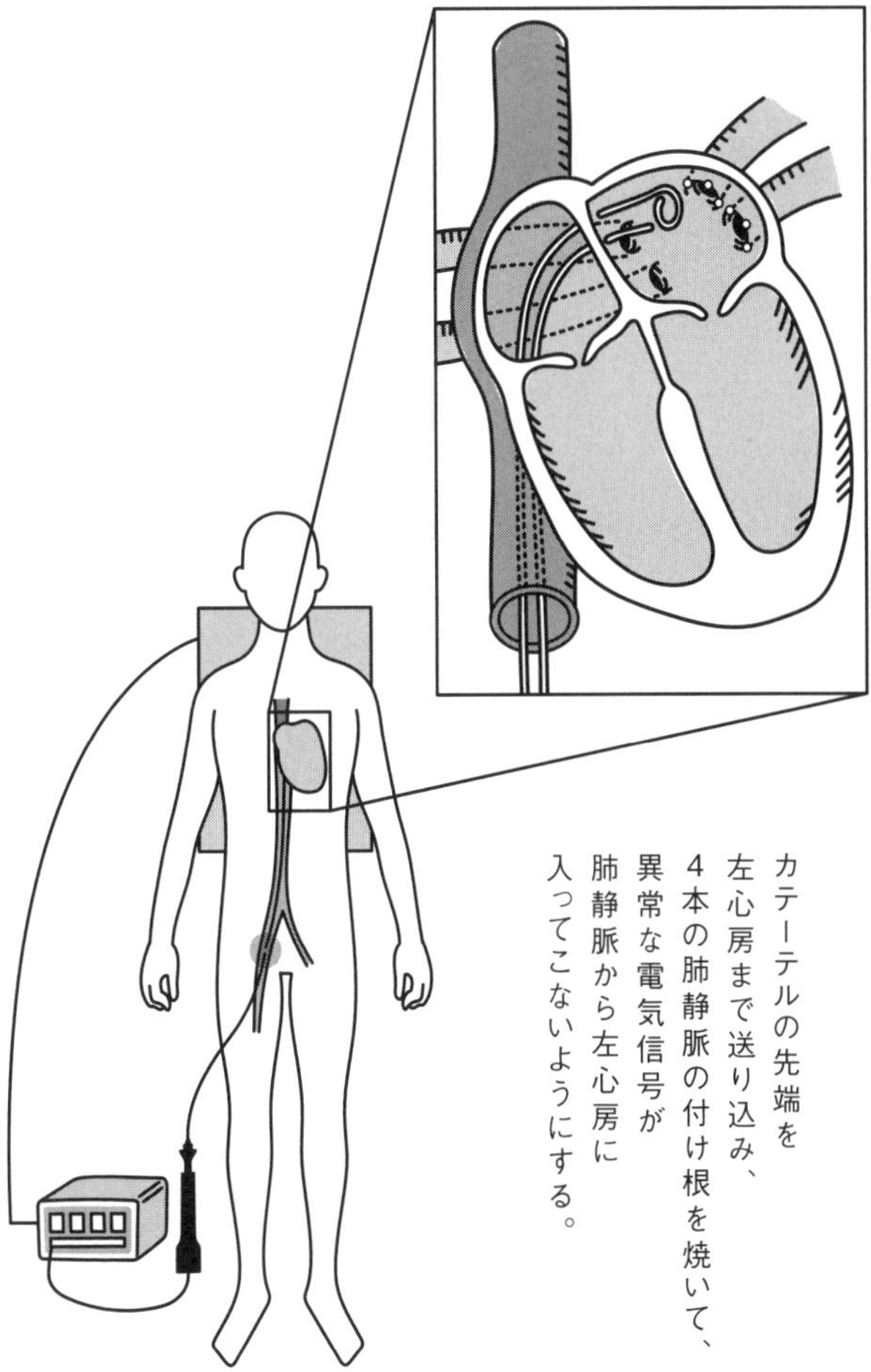

カテーテルの先端を
左心房まで送り込み、
4本の肺静脈の付け根を焼いて、
異常な電気信号が
肺静脈から左心房に
入ってこないようにする。

【治療後】

カテーテルを挿入した部位から出血しないように安静にしてその日を過ごします。その後、問題がなければ、翌日からベッドを離れ、歩くことができます。心電図を含め、検査の結果が良好な場合、予定通りの日程で退院となります。退院後すぐに普段通りに生活しても問題はありません。

激しい運動やアルコールは、術後1か月程度は控えていただくことが再発予防に重要です。

●カテーテルアブレーションの合併症

カテーテルアブレーションにも頻度は低いですが、合併症はあるので代表的なものを挙げておきます。ただし、医師は合併症が起らないよう、慎重に治療に取り組んでいるので、必要以上に怖がる必要はありません。心配なことがあれば、治療前に確認しておきましょう。なお、アブレーションの合併症については対談でも紹介していますので、参考にしてください（179ページ参照）。

【脳梗塞】

0・1〜1％の頻度で起こります。異物であるカテーテルが体の中に入ると血液が固まりやすくなり、血液の塊である血栓がカテーテルの先端にできることがあります。これがはがれて脳に飛び、脳梗塞を起こすことがあります。


【心タンポナーデ】

約1％の頻度で起こります。心臓に穴が開いて血液が周囲に貯まったり、もれたりするものです。心房中隔に穴を開ける際、力を入れすぎたカテーテルの操作や、焼灼のしすぎで起こります。

多くは小さい穴なので、ドレーンチューブを留置し、血液を抜けば自然にふさがります。


【食道関連合併症】

心臓のすぐ後ろには食道があるため、アブレーションをする際にその熱が食道に伝わり、炎症や潰瘍を起こすことがあります。

このため治療の前にあらかじめ食道内に温度センサーを留置したり、アブレーションの熱を冷却して下げたりするなどの方法で予防をしています。

【肺静脈狭窄】

肺静脈の根元を焼灼する際、肺静脈が狭くなってしまうことが稀にあります。必要に応じて狭くなった肺静脈を広げるなどの治療を行います。

術後しばらくしてから発症することもあります。術後、原因のわからない息切れなどが新しく出てきてしまったときなどに疑われます。

●カテーテルアブレーション後も必要に応じて服薬を

カテーテルアブレーションで心房細動が出なくなった後、各種の薬をやめるかどうかについては慎重な判断が必要です。

カテーテルアブレーションで完全に心房細動が止まる方は、すべてのタイプの心房細動をあわせると1回の治療で約50～80％です。直後には止まっても、時間がたって再発する例もあります。

実は心房細動がカテーテルアブレーションにより止まった場合でも、植え込み型の心電計（3年間の計測モニター）をつけて追跡すると、比較的短期間のうちに約8割以上で非持続性の心房細動が再発していることがわかっています。脳梗塞の合併症がカテーテルアブレーションで減らなかったという研究の理由の一つとも考えられます。

特に脳梗塞予防の薬に関しては、慎重に考えなければなりません。

私の経験では合併症のリスクがない、若い患者さんの場合、離脱できる場合が多いですが、そう判断した場合も、薬をやめて1年間は心電図をとりながら経過観察を続けます。その上で、最終的には24時間心電図を装着してもらい、発作がゼロであることを確認して、治療が終わります。

高齢で生活習慣病などもある方は、脳梗塞のリスクが確実にあります。通院をやめてしまえばある日突然、脳梗塞で倒れてしまった、などの事態になりかねません。

自覚症状がなくても通院を続けていただき、できうる限りの安心安全を担保しながら、健康寿命をまっとうしていただきたいと願っています。

コラム　電気的除細動療法

心房細動の発作で抗不整脈薬を飲んでも止まらない場合、まずは即効性のある抗不整脈薬の注射をするのが一般的です。それでも発作が止まらず、胸が苦しい、血圧が下がってしまうなどの状況が続く場合には、電気的除細動を行うことがあります。

これは心房細動を一度停止させ、正常な状態に戻すための治療です。原理は救急現場で使われるＡＥＤと同じですが、より弱い電流、具体的には１００ジュール（熱量の単位）前後の直流電流を胸の表面から一瞬、体に流します。

患者さんには、あらかじめ静脈注射による麻酔をかけて、麻酔で数分間眠っていただくのですが、その間に治療が終わるので、苦痛は全くありません。また、副作用として脳梗塞のリスクがあるので、治療の前後に予防として抗凝固薬（血液さらさらの薬）を服用していただきます。ただし、この方法による効果は一時的です。心房細動が止まった後は従来の治療をしっかり続け、必要に応じてカテーテルアブレーションを受けることを検討していただくことになります。

心房細動治療法②　レートコントロール

●カテーテルアブレーションの治療効果に劣らない

レートコントロールは心房細動それ自体ではなく、交感神経などに働きかけて心拍数を抑える治療です。抗不整脈やカテーテルアブレーションといったリズムコントロールで心房細動が十分に止まらない場合、これらの治療の適応だけれども、副作用の問題などでリズムコントロールができない、といった場合などに行われます。このように紹介すると、「他に打つ手がない場合の治療」と思われるかもしれませんが、それは誤解です。

レートコントロールで心拍数が減らせると、まず、動悸やめまい、息切れといった症状が改善されます。また、信頼性のある大規模な試験で、レートコントロールを行なっている人は、何も治療をしない人に比べて、明らかに生命予後がいい、つまり長く生きられます。その効果はアブレーションの治療効果に劣るものではありません。

後でお話しますが、心房細動の生命予後が悪い原因は合併症の脳梗塞と心不全で、特に心不全はレートコントロールの主な対象となる持続性心房細動（24時間、365日心房細動が出続けている方）を長く患っている方のほとんどが軽症も含めると発症しています。

そしてこの心不全の進行が患者さんの命を奪ってしまうことが多いのです。

しかし、レートコントロールで使用する主な薬である「β受容体遮断薬」には心臓を守る働きも備わっており、心不全の急速な悪化や突然死の予防効果が確認されています。

定期的に通院をしながらレートコントロールをしっかり続け、同時に心不全の治療も並行して行うことで、患者さんの命を守ることができます。

だからこそ、正しくレートコントロールについて知ってほしいのです。

◎レートコントロールで使う薬

【β受容体遮断薬】

自律神経の一つである交感神経のβ受容体への作用をブロックすることで、心筋の異常な収縮や心拍数を抑えます。

【ジギタリス製剤】

心筋細胞内のカルシウムイオン濃度を高めて心臓のポンプ機能を強くする薬で心不全の治療薬として有名です。

心房細動の心拍数を低下させる働きはβ受容体遮断薬に比べると弱いのですが、こうした理由から進行した心不全を持つ心房細動の患者さんに使われます。

ただし、服用量が多いとジギタリス中毒といって、めまいや失神、錯乱、吐き気、物が黄色く見える、などが生じます。ジギタリス中毒は腎機能の低下した高齢者に起こりやすいため、こうした患者さんには服用量を少なめにするとともに、定期的に採血検査で薬物の血中濃度を測定するなど、副作用のチェックをしながら慎重に処方していくことが大事です。

レートコントロールで使う薬

β受容体遮断薬

ビソプロロール 商品名：メインテート	他のβ受容体遮断薬と比べてレート抑制効果が高い。
カルベジロール 商品名：アーチスト	高血圧や狭心症、慢性心不全の治療薬としても使われている。
メトプロロール 商品名：セロケン	高血圧や狭心症の治療薬としても使われている。
プロプラノロール 商品名：インデラル	昔から使われている薬。発作時（急性期）に使う静脈注射液もある

ジギタリス製剤	商品名：ジゴキシン、メチルジゴキシンなど

コラム　ペースメーカーが入る不整脈ってどんなもの？

不整脈の中には、脈が遅くなるタイプのものがあります。房室ブロックとか、洞不全症候群などの不整脈がこれに当たります。

脈が急にゆっくりになり、脳への血流が低下して意識消失などの症状が出ることがあり、こうした患者さんがペースメーカーの留置の適応となります。

心房細動でも徐脈（脈がゆっくりになってしまうもの）がみられる患者さんがいます。このような患者さんにはカテーテルアブレーションのほか、ペースメーカーによる治療も選択肢になります。

ペースメーカーは体内に植え込むと遅い脈になったときにはこれを感知して電気信号を心臓に送り、心拍数が低下しないように調整する医療機器です。わかりやすくいうと心臓のリズムの指揮をサポートする役割を担う装置です。

なお、ペースメーカーと似ている機器でＩＣＤ（植え込み型除細動装置）があります。心室頻拍や心室細動などの致死的不整脈を止め、心臓の働きを回復する機能があります。

ちなみに、スマートフォンなどの電子機器がこうした植え込み型医療機器に与える影響は極めて低く、医師の指示通りに生活をしていれば心配はありません。

心房細動治療法③　合併症対策（脳梗塞予防と心不全の治療）

心房細動自体の治療とともに治療の柱となります。必要のある患者さんは心房細動治療と一緒に、並行して受ける必要があります。

◯合併症対策（1）脳梗塞予防

心房細動の合併症である脳梗塞は左心房内のよどんだ血液がたまって血栓を形成し、その血栓が脳に飛ぶことで起こります。これは突然起こる合併症で、予測不可能です。

このため、心房細動自体の治療だけでは脳梗塞の予防が十分ではないと判断された患者さんに対しては、血液をサラサラにして血栓を作らせなくする薬を服用していただきます。これが抗凝固療法と呼ばれるものです。

抗凝固療法が必要かどうかは、「CHADS2《チャズ・ツー》スコア」という指標に基づいて判断します。

これは心房細動を持つ人のうち、どのような人が脳梗塞を起こしやすいかを科学的根拠

5つのリスクと点数（CHADS2スコアより）

C	心不全・左室機能不全 Congestive heart failure/LV dysfunction	1点
H	高血圧症 Hypertention	1点
A	年齢75歳以上 Age≧75歳	1点
D	糖尿病 Diabetes mellitus	1点
S	脳梗塞・一過性脳虚血発作の既往 Stroke/TIA	2点

CHADS2（チャッズ・ツー）スコアは、心房細動による脳梗塞発症リスクを評価するスコアとして提唱され、脳梗塞発症に関連する5つの危険因子から命名されました。

各危険因子に1点・2点が付与され、その合計点数が高いほど、脳梗塞の発症リスクが高くなります。年齢65歳以上を危険因子とするなど、より細分化したCHADS-VASスコアが用いられることもあります。

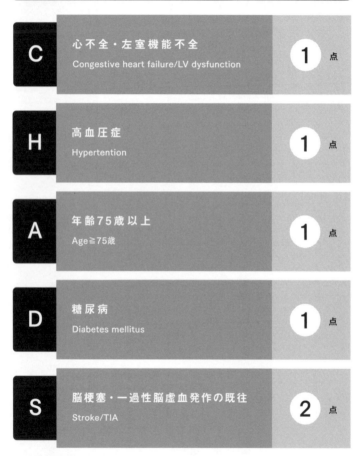

を元にまとめたもので、世界中で使われています。

ちなみに、CHADS2という名称は脳梗塞を発症しやすい5つのリスクの頭文字からきています。このスコアに患者さんの状況をあてはめると将来の脳梗塞の発症確率がわかります。

1点以上は脳梗塞の予防治療を行うべき

CHADS2スコアから換算された1年あたりの脳卒中（脳梗塞を含む）発症率は点数が上がるほど（リスク1点で2・8％、2点で4・0％）上がります。

この確率は1年ごとに上乗せされ、2点以上だった場合、確実に抗凝固療法を受けるべき、1点の場合は医師の判断とされていますが、私は命を守るために、おすすめすることが多いです。

脳梗塞の薬に限らず、薬には効果の反面、副作用もあるので、こちらも気にしなければいけません。

「できれば薬は飲みたくない」という患者さんは実際、たくさんいらっしゃいます。

その気持ちはよくわかります。心房細動の患者さんは高齢で他にも病気を抱えている方が多く、他の薬を飲んでいれば、「これ以上、増やしたくない」のも当然でしょう。

しかし、薬は必要だから処方しているのであって、服用しないと命の危険も含め、明らかに不利益が患者さんに及びます。

一方で、副作用については、医師の指示通りにきちんと使用している限り、重篤な問題は起こりません（医師の指示には定期的な通院、必要な検査を受ける、副作用が出たら報告していただく、などが含まれます）。

それでもなかなかご理解いただけない場合、「私が同じ病気だったら、間違いなく薬を飲みますよ」とお伝えしています。

これが医師の本音です。

●抗凝固療法で使われる薬――アスピリンとは何が違う？

抗凝固療法で使われる薬にはワルファリンと、近年、登場した新しい薬であるDOAC（Direct oral anticoagulant：ドアック）の大きく2種類があります。まずはそれぞれの作用機序と特徴を解説します。

血液を固める凝固因子のフィブリンの産生を抑える薬です。フィブリンの産生にはビタミンKが必要ですが、ワルファリンは体内でこのビタミンKの作業を阻害します。このため、ビタミンK拮抗薬とも呼ばれています。

なお、血液をサラサラにする薬といえばアスピリンを思い浮かべる方も多いかもしれません（アスピリンは解熱鎮痛薬として有名ですが、低用量の錠剤が抗血小板薬として使われています）心筋梗塞や狭心症の予防に使われます。心筋梗塞を発症した患者さんも、再発予防に必ずといっていいほど服用しています。

しかし、このアスピリンとワルファリンは異なる薬です。アスピリンは別名、抗血小板薬ともいわれます。血小板とは血液を固める細胞成分の一種で血管壁が損傷したときに集まって血を固め、その傷口をふさぐ止血作用を持ちます。

心筋梗塞や狭心症は血管で生じた動脈硬化が原因です。動脈硬化で狭くなった、あるいは傷ついた部位に血小板が集まり、血栓を作ります。だからこそ、この血小板を作らないようにするアスピリンが有効なわけです。

ところが心房細動の血栓は心房内で血液がよどむことで固まります。このときに働くのは血液の凝固因子であるフィブリンやXａ（ＦＸａ）といった成分です。このため、こうした凝固因子の働きを抑える薬でないと十分な効果が得られないというわけです。

ただし、ワルファリンの効果を維持するためには薬の働きを阻害する可能性のあるビタミンKを多く含む食品、具体的には納豆や緑黄色野菜を控える必要があります。

これらのお薬を適切に使えば心原性脳塞栓症のリスクを3分の2ほど低減させるといわれています。

●ワルファリンの副作用——出血への対処

ワルファリンには出血という副作用があります。血液をサラサラにする薬ですから、効きすぎるとどのようになるかはイメージできるかと思います。

比較的軽いものでは「青あざができやすい」「皮下や歯ぐきの出血、鼻血」など。出血が止まらない場合はすぐに医師に相談しましょう。

重篤になるような消化管などの大出血は稀にしか起こりませんが、可能性はゼロではありません。

しかし、服用量が足りないと脳梗塞予防の効果が得られないという、なかなか使い方が難しい薬です。

これを改善する方法が血液の固まり具合を調べる「PT－INR」という血液検査です。この検査をこまめにおこない、患者さんにとっての最適のワルファリンの量を調整します。

血液の固まり具合は食事などの生活習慣によって変化します。外来のたびに検査をするのはこのためです。患者さんには「この前もやったよ」とよくいわれるのですが、この前と今日とでは、薬の効き具合が違う可能性が高いことをぜひ、知っておいてほしいと思います。

なお、後述のDOACにも同じような副作用がありますが、ワルファリンよりも出にくいので、使いやすい薬になっています。

【ＤＯＡＣ（ドアック）】

２０１１年から次々と登場した抗凝固療法の新しい治療薬の総称です。

ダビガトラン（商品名：プラザキサ）
リバーロキサバン（商品名：イグザレルト）
アピキサバン（商品名：エリキュース）
エドキサバン（商品名：リクシアナ）

これらは、「直接作用型経口抗凝固薬（direct oral anticoagulant）」の名から、略して「ＤＯＡＣ（ドアック）」と呼ばれています。ＣＨＡＤＳ２スコアが１点以上の人にはこのＤＯＡＣの使用が推奨されています。

ＤＯＡＣが出るまではほぼすべての患者さんが前述のワルファリンを使用していましたが、解説したようにワルファリンは効果の反面、薬の適量が生活習慣などで変動しやすく、血液検査（ＰＴ－ＴＮＲ）を頻回に行う必要もありました。しかし、ＤＯＡＣは薬の量に個人差が少ないので決まった量で安定した効果が得られます。

これはDOACの作用が血液凝固因子の「Xa（FXa）」やトロンビンを直接阻害するという、ワルファリンとは異なる機序を持つことが関係しています。ビタミンKを介して作用する薬ではないので食事の影響を受けにくく納豆も食べることができるのです。

また、DOACはワルファリンと同等の脳梗塞予防効果がありながら、ワルファリンに比べて頭蓋内出血など大出血の副作用の発生頻度が少ないという結果が得られています。

●DOACにもデメリットはある

DOACはワルファリンの欠点が補われた優れた薬ですが副作用がゼロというわけではありません。

薬は体内で作用した後、分解されて身体の外に排せつされます。これを薬の代謝といいます。代謝の経路は腎臓または肝臓で、その都度、臓器に負担がかかるため、臓器の機能が弱っている人には投与できません。ワルファリンは主に肝臓で代謝されるのに対して、DOACは主に腎臓で代謝されるため、腎臓の機能が悪い人には使えないのです。

また、心臓弁膜症を合併している心房細動に対してはＤＯＡＣの効果が明らかになっていません。このため、こうした方にはワルファリンで治療をすることがすすめられています。

もう一点、ＤＯＡＣは新しい薬であるため、ワルファリンに比べ、薬の値段（薬価）が高いことがあります。

●抜歯など出血をともなう治療を受ける際は医師に相談を

歯科で抜歯をする場合は、歯科医師に抗凝固薬を使っていることを伝えます。

こうした施術は出血のリスクを考慮して抗凝固薬を中止して行われていた時期が長かったのですが、近年、内服の中止により約１００人に１人の割合で脳梗塞を生じるという研究報告が出たことから、抗凝固薬を継続したまま治療をすることが基本になりました。

内視鏡検査や手術など、このほかの処置については施術の内容（組織やポリープの切除の有無など）によってどうするかを検討します。

出血リスクが高く、抗凝固薬を止めなければ処置はできない、という状況もありますので、まずは、心房細動治療の主治医に相談をしましょう。

なお、カテーテルアブレーションを施行していると、仮に心房細動が完全に抑えられなくても、発作頻度や持続時間が減っている場合は、抗凝固薬を一時的に止めるようなことがあっても、脳梗塞リスクは低く、安心できることが多いといえます（176ページ対談参照）。

コラム　PT－INR検査

ワルファリンの適量は体重や性別、肝機能や腎機能、併用している他の薬、食事などの生活習慣によって異なります。1日の服用量は一般的には2～5mg程度、最低量で1mg、最高量で14mgです。

この量を決める目安として行う検査がPT－INR（プロトロンビン時間国際標準比）検査で血液を採取することで行います。

ワルファリンを服用していない人では、PT－INRの値はほぼ1・0です。薬を服用し、この数値が、血液が固まりにくくなると（血液がサラサラになると）増加していきます。脳梗塞を予防する効果が得られるのは1・6～です。3・0を超えると出血の副作用が起こりやすくなります。

このため、日本循環器学会のガイドラインでは、1・6～2・6が推奨されています。この適正量になるよう、ワルファリンの服用量を調整します。

薬の量はいったん決まっても、PT－INRの値は患者さんの身体の状態によって変動するので、1か月に1回を目安に受診していただき、その都度、PT−INRを測定して薬の処方量を決めることになります。

コラム　心筋梗塞や狭心症の人もDOACだけで治療ができる可能性

患者さんのなかには心房細動に加えて、心筋梗塞や狭心症などの冠動脈疾患を新たに発症したり、あるいは発症したことがあったりする方が少なくありません。

こうした患者さんには心房細動に対しては抗凝固療法、冠動脈疾患に対しては抗血小板療法、と二剤三剤の薬が必要とされていました。どちらも作用機序は異なりますが、血液をサラサラにする薬です。

このため、出血のリスクがより高まることが懸念されていました。こうした背景から国立循環器病研究センターの小川久雄医師、安田聡医師らのグループが日本人を対象に、抗凝固療法による合併症や大出血のリスクについて、調査を実施しました。

2つの病気をあわせもつ2215人を対象に抗凝固療法の薬であるDOACのリバーロキサバン（商品名イグザレルト）を単剤で服用してもらうグループと、リバーロキサバン+抗血小板薬併用のグループにわけ、比較を行ったのです。

その結果、「DOAC単剤の群はアスピリンとの併用群に比べて脳卒中や心筋梗塞、狭心症など心臓や血管の疾患の発症率に差がない」こと、一方で「薬の副作用である大出血などが少ない」という研究結果が得られました。

この研究結果は2019年に9月2日に発表され、世界で最も権威のある医学雑誌の一つである「The New England Journal of Medicine（NEJM）誌」に掲載されました。日本発のエビデンスということで、非常に価値のある論文であり、この研究結果によって、対象となる患者さんは薬を減らすことができます。「自分のケースにあてはまるかもしれないな」と思われる患者さんはぜひ、主治医に相談してみてください。

●合併症対策（2）心不全治療

心不全の治療は多くの場合、病気を見つけることがスタートになります。初診で動悸や息切れなどを訴えて受診されることが多いですが、この段階では心房細動か、心不全か、はたまた、似た症状の他の病気なのかは判別できません。

心不全はさまざまな疾患を鑑別しながら並行して判断していくことになります。

心不全の指標として使われるのが血液検査の「ＢＮＰ」や「ＮＴ－ｐｒｏＢＮＰ」で、これは心臓の壁に変化が起こるときに心室から分泌されるホルモンであり、この値が上昇している場合、心臓に負担がかかっていること（心不全の兆候）が疑われます。

ＢＮＰは18・4pg／mℓ以上、ＮＴ－ｐｒｏＢＮＰでは125pg／mℓ以上が異常値（心不全の疑い）です。

このほか胸部Ｘ線検査で心臓のサイズが拡大していないか、肺に水がたまっていないか（胸水）などを調べます。さらに、心臓エコー（心臓超音波検査）で心臓の大きさや動き、弁膜症の有無、心不全の有無などをチェックします。

心不全を起こしてしまった場合は、利尿剤を使用して体にたまってしまった余分な水分を体の外に排出する治療を行います。また、必要であれば不足した酸素を投与する、強心剤で心臓の動きを助けるなどの治療も行われます。重症の方は入院治療が必要となります。

●心不全予防にはカテーテルアブレーションが有効

心房細動による心不全の予防には、心不全を引き起こす原因となっている心房細動をコントロールすることが第一です。

さまざまな研究から、心房細動の治療で心不全も改善することがわかっています。このため、治療ができる方にはカテーテルアブレーションや抗不整脈薬などのリズムコントロール（90ページ参照）を積極的に行います。カテーテルアブレーションは特に有効です。

心不全を合併している患者さんには、常に発作が出ている持続性心房細動の方が多く、アブレーションで発作が完全に治るとは限りませんが、少なくとも発作の回数が減ったり、持続時間が短くなることで心臓への負担が減り、心不全の進行予防効果が期待できます。

治療効果が得られると息切れなどの症状が軽くなり、以前よりも活動的になる、といった変化が期待できます。

●心不全予防の治療

心房細動を止めることが難しい場合、心房細動による心不全を繰り返し起こしてしまうことがあります。そのような患者さんには、心不全に特化した治療を並行して行っていきます。基本的には内服薬でのコントロールを行います。主なお薬は次の通りです。

【β受容体遮断薬】【アンジオテンシン変換酵素阻害薬】

心臓の働きを抑え、休ませる作用がある（β受容体遮断薬はレートコントロールの薬としても使われている、114ページ参照）。心不全治療の要をになう薬。心不全の患者さんの長期予後を改善する効果があることが証明されている。

【ARNI】

サクビトリルバルサルタン（商品名：エンレスト）。新規心不全治療薬であるアンジオテンシン受容体・ネプリライシン阻害剤である。特に左室収縮能の低下した心不全の患者さんに有効。

【ジギタリス製剤】

レートコントロールにも使われている昔からある薬。心筋の収縮力を強くし、速くなりすぎた脈を整える。心不全での入退院を繰り返しているような患者さんに再入院を減らすことができる薬。


【利尿剤】

フロセミド（商品名：ラシックス）、アゾセミド（商品名同じ）、トラセミド（商品名同じ）、スピロノラクトン（商品名同じ）、トロバプタン（商品名：サムスカ）など。心不全になると身体全体に血液がよどみがちになり、胸水や全身浮腫などが生じる。このため、必要に応じて利尿剤を使用する。なお、スピロノラクトンには心不全の進行予防効果があることが確認されている。

●欠かせない生活療法

心不全の患者さんに欠かせないものに生活療法があります。中でも大事なのが塩分制限と水分制限で、いずれも心臓の負担を軽減するために行うものです。

【塩分制限】

塩分は、体の中に水分を貯蔵する作用がある一方で、取りすぎると心臓に負担をかけます。心房細動で心不全を合併している場合は、塩分を1日あたり5～7gにすると良いでしょう。味噌汁が1杯2・5g、ラーメン1杯5gの塩分摂取となります。かなり薄味にはなりますが、管理栄養士などから薄味でもおいしく食べられるメニューを紹介してもらったり、メリハリをつけて、塩分を使わないもの、少し塩分を加えるものなど、工夫をしてお食事を楽しみましょう。

【水分制限】

水分は1日あたり700～1000㎖前後に制限することが多いですが、水分が不足し脱水に陥ると頻脈になったり腎臓の働きが悪くなったりすることがあり、ひいては心不全も悪化する可能性があります。また、夏場に過度な水分制限をすると、熱中症に陥る危険もあります。

このように水分量は調節が難しいので、合併疾患や季節、重症度などにより、主治医の指示のもと、細かく調整していくことが大事です。

【糖尿病の管理】

糖尿病が進行すると心不全が起こりやすいことがわかっています。ＨｂＡ１ｃが１％上昇すると、なんと15倍心不全リスクが上昇するという海外の研究報告もあります。糖尿病がある方はしっかり治療、管理をしていく必要があります。

感染症に注意

心不全は肺炎やインフルエンザなどの感染症にかかると、急激に増悪することがあります。新型コロナウイルス感染症でも、かかると重篤化しやすいことが指摘されています。

このため、感染症が流行している季節は予防対策が大事です。ワクチンを接種することも有効です。このように、心不全の合併している患者さんは、よりこまめな通院、検査が必要になります。

また、主治医がこの病気の専門知識を持っていることもとても大事です。心房細動に合併した心不全の症状としては、むくみや体重の急激な増加、息切れや呼吸困難などが典型的です。また、感染症にかかったときなどの急性増悪を、きちんと診断することは主治医の役割です。心不全の増悪症状は風邪とよく似ていますが、間違ってしまうと命にかかわることがあります。

専門医が治療法を選択する際の基準

心房細動の治療について、合併症対策も含め、おおまかな流れを解説してきましたが、どの治療が最適かは患者さんの病状、合併症のリスク、ライフスタイルなどによって一人一人違います。

また、心房細動は長く付き合う病気であるため、病状や身体のコンディションが変化すれば、当然最初に決めた治療方針が変更となることも珍しくありません。

例えば初診のときはまだ若く、脳梗塞のリスクも低かったため、抗凝固療法を行っていなかったが、高齢になり、高血圧症や糖尿病も加わったことで服用を開始するケース。カテーテルアブレーション後にいったん心房細動は止まったものの、数年経って再発をしたため、抗不整脈薬の内服を開始するケースなど、さまざまな状況が考えられます。

どのような治療を選択するかは医学的なエビデンス（科学的根拠）を基に、患者さんがどのような治療を望まれているかをよく聞き、話し合うことが大切です。

こうした治療選択のプロセスを読者の皆さんにわかりやすく理解していただくために、当院で治療を受けた患者さんの例をいくつか紹介したいと思います。（掲載にあたりましては患者さんの了解を経ています。また、個人情報保護のため、本編に支障がない部分を一部、アレンジしておりますのでご了承ください）

ケース

1 カテーテルアブレーションで心房細動が完治（40代男性）

40代のAさんは当クリニックの近くの会社に勤務されている男性です。

ある日、「じっとしているのに胸がドキドキして止まらない」と不安そうな顔で来院されました。

心電図をとったところ心房細動が確認されました。血圧の低下はみられないものの、脈拍は130回と頻脈を認め、30分以上経っても不整脈が治らない状態であるとのことで、その場で抗不整脈を服用してもらい、まもなく動悸は止まりました。

その後、再発予防のために抗不整脈薬の服用を続け、一度も発作が起こらないまま半年ほどたちました。

この段階でAさんから、初診のときに治療法としてご紹介したカテーテルアブレーションについて相談がありました。

Aさんのようなタイプはアブレーションで完全に心房細動が止まる可能性が高く、その

ことをお話すると、

「薬はできれば続けたくないので、ぜひ受けたいです」

と強く治療を希望されました。

紹介先の病院でアブレーションを受けたAさんの経過はとても良好で、心房細動はぴたりと止まりました。

その後、念のために一年ほど抗不整脈薬を続けていただき、経過観察をしましたが、心房細動が起こることはなく、内服は中止でいいと判断しました。

最終的にはホルター心電図（24時間心電図）をつけていただき、発作が検出されないことを確認して、無事、治療を終了しました。

ケース 2

カテーテルアブレーションで心房細動はストップ。脳梗塞予防と高血圧症のコントロールで体調は良好（70代女性）

70代のBさん（女性）は数年前から高血圧症の治療で通院されています。血圧の薬をしっかり続けながら、お友達と旅行に行くなど、アクティブに生活されている方です。

そんなBさんがある日、

「立ちくらみがする。気分が悪い。死にそうです」

と、クリニックにかけこんできました。

血圧を測ると収縮期血圧が80㎜Hgと、とても低く、（100㎜Hg未満は低血圧）脈を取ると明らかな頻脈を認めました。

心電図では心房細動が出ており、脈拍は毎分140回に達していました。

このまま心室からの血流が不足し、血圧がさらに低下すると症状はさらに悪化し、意識を失う危険もあります。そこですぐに抗不整脈薬の点滴（ベラパミル）治療を行い、心房細動を止めました。

その後は発作予防として抗不整脈薬の内服を処方しましたが、3か月で2回、心房細動の発作が起きてしまいました。そこでカテーテルアブレーションをおすすめしました。ご本人も「ぜひ受けたい」とおっしゃったためすぐにご紹介し、紹介先の病院でカテーテルアブレーションを施行していただきました。

その後は抗不整脈薬とともに脳梗塞の予防のための抗凝固療法（DOAC）を併用しています。現在、治療開始から1年ほどたちますが、発作が再発することは一度もなく、ますますお元気に過ごされています。

ケース

3

自覚症状がない持続性心房細動。レートコントロールと合併症の薬で経過は良好

（80代女性）

80代のCさん（女性）がクリニックにやってきたのは、食欲不振と疲労感が続いたためでした。問診の結果、心臓の病気を疑い、心電図を施行しましたところ、心房細動であることが判明しました。

Cさんには、動悸の自覚症状はまったく、ありません。ホルター心電図による精密検査を行いますと、一日中止まることなく心房細動が出続けており、「持続性心房細動」と診断されました。

同時に慢性心不全があることも判明しました。食欲と疲労感は心不全の典型的な症状の一つです。

状況から、Cさんはかなり以前から心房細動があり、心不全も発症から一定の年数がたっていると考えられました。

そこでまずは抗不整脈薬を服用していただき、同時に心不全のお薬を出し、コントロー

ルをしていくことにしました。

脳梗塞のリスクも高いので、ＤＯＡＣも同時に内服していただきました。

結果、心不全についてはお薬の効果で徐々によくなり、数値も改善。食欲不振と疲労感がよくなっていきました。

しかし、問題は心房細動がなかなか止まらないことでした。

カテーテルアブレーションを検討しましたが、Ｃさんは左心房が大きく、やや難治性であることが予測されました。ご本人も「手術とか、入院とかはしたくない」ということでした。

そこで、抗不整脈薬を中止して脈を整えるレートコントロールのお薬に変更しました。

治療開始から2年がたちますが、大きな問題はなく、お元気にお過ごしです。

ケース 4

健康診断で病気を発見。原因の狭心症を治したら心房細動も完治（60代男性）

60代のDさん（男性）は、会社の健康診断で不整脈が見つかり、当院に来院されました。心電図をとると心房細動が出ていました。心エコー検査で、冠状動脈（心臓を栄養する血管）の右側に虚血（血管の詰まり）が疑われました。

冠状動脈に動脈硬化が起きて血管が狭くなれば狭心症に、完全に詰まると心筋梗塞になりますが、胸痛も息切れも感じたことはない、といいます。まったく症状がないのに検査をしたら血管が詰まっていた、という患者さんは意外に多く、特に血糖が高い方や高齢の方では頻繁にみられます。

そんなことをお話したところ、Dさんが、

「そういえば、半年くらい前にすごく気持ちが悪くなったことがあって、会社を2、3日休みました」

とおっしゃいました。

どうやらこれが狭心症の症状だったようです。Ｄさんのように心臓の右側の血管が詰まった場合、胸痛よりも吐き気などの消化器症状が起こることも多いからです。

Ｄさんの心房細動は狭心症が原因の可能性があり、まずは狭心症の病気の治療をしていただくことになりました。紹介先の病院に入院し、経皮的冠動脈ステント留置術（心臓カテーテル治療）を受けました。これはカテーテルによって詰まった血管を広げ、ステント（金網状の筒）を留置する狭心症の治療です。

手術は無事成功し、同時に心房細動もきれいに消えました。

現在、Ｄさんは生活習慣病などに注意しながら、狭心症の再発防止に取り組んでいます。

ケース

5

カテーテルアブレーションを複数回行ったが心房細動が止まらず、薬でコントロール

（80代女性）

80代のEさん（女性）は動悸、息切れ、気分不快の症状で受診されました。労作時の息切れは5年ほど前からあったといいます。24時間ホルター心電図をつけていただいた結果、不規則に発作が起こる非持続性心房細動と判明しました。さらに心臓エコー検査で軽度の大動脈弁狭窄症があることもわかりました。

まずはピルジカイニド（抗不整脈薬）とDOAC（脳梗塞予防の薬）を開始しました。お薬でいったん心房細動は止まりましたが、しばらくして、再発してしまいました。

そこで抗不整脈薬をペプリジルに変更しましたが、効果が得られず、カテーテルアブレーションをすることになりました。

1度目のカテーテルアブレーションでは3週間で再発がみられてしまいましたが、ご本人の希望もあり、2度目を行ったところ、根治はしなかったものの、動悸の発作時間が短くなりました。

三度目のアブレーションは希望しないということで、薬の選択に難渋しましたが、結果的にβブロッカーで脈拍のコントロールをし、症状がをかなり抑えることができました。

この方の場合は、アブレーションをしたことで、発作頻度が少なくなったと考えられます。

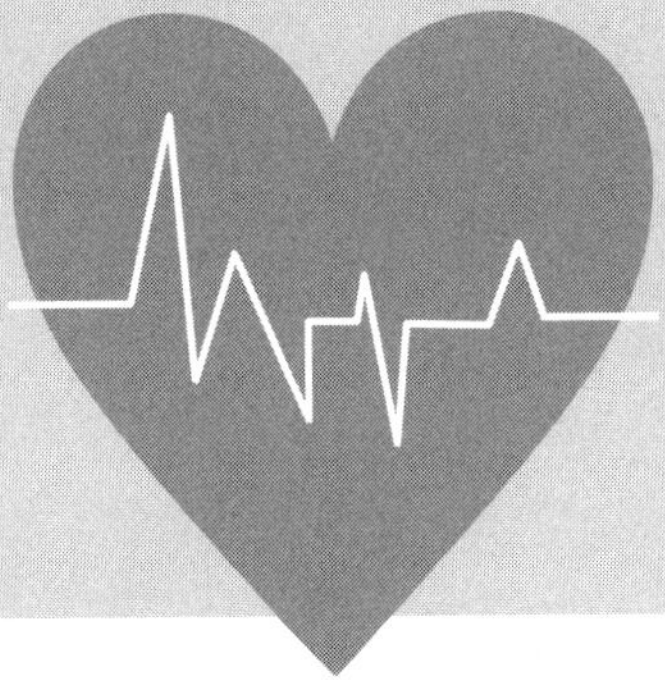

第5章

基本的には上手に付き合う！普段の生活で注意すること

心房細動と診断された患者さんは、日常生活にある程度注意が必要です。生活習慣の乱れが発作を引き起こしたり、脳梗塞や心不全などの合併症に悪影響をおよぼすことがあるからです。

逆に言えば、生活習慣を整えることで、心房細動を起こりにくくしたり、再発や重症化を予防することもできます。

この章では現在、心房細動の治療中の方を主な対象に、生活で気を付けるべきポイントを紹介します。

血圧と脈拍を測定する

心房細動の方には54ページの自己検脈とともに、「血圧の測定」を習慣にしていただきたいと思います。高血圧は心房細動の四大リスクの一つであり、心房細動に加えて高血圧があると脳梗塞の発症率も高くなります。さらに高血圧は動脈硬化を進行させ、心筋梗塞や狭心症の引き金にもなります。家庭用血圧計を利用し、1日1回程度、あるいは動悸などの不調を感じたときに測るようにしましょう。

すでに高血圧がある方は医師から薬などの処方を受けていると思います。そのような場合は血圧の測定が治療効果を確認するバロメーターにもなります。血圧手帳への記録など医師の指示がある場合、それに従って、「測定↓記録」をしましょう。

なお、血圧計には脈拍数も表示されます。

脈拍数は心房細動の有無をチェックする指標になるので、普段よりも多い日があれば記録しておき、外来で主治医に相談してください。医師にとって病状を把握する上で参考になり、薬の調整にも役立ちます。

食事はバランスよく、楽しみながら食べる

食事については医師によってさまざまな意見がありますが、はっきりといえるのは、「これを食べれば心房細動がよくなる」という食べ物は存在しないということです。

身体によいからと同じものだけを食べ続けていると、かえって栄養が偏り、体調不良を招くこともあります。

私が患者さんにお話ししているのは、おいしく、バランスよくいろいろな食材を食べること。高血圧や心不全の方は塩分制限、肥満や糖尿病の方はカロリー制限など、病気の状態によって全体の量を減らす必要はありますが、基本的に食べてはいけないものはありません。（食事療法は一人ずつ違うので主治医や栄養士の指導に従いましょう）好き嫌いが多い人は野菜であればジュースで補うなど、食べやすいもので工夫をしましょう。

体に良いからといって、嫌いなものを無理に食べたり、好きなものを一切我慢したりする必要はありません。楽しく、おいしく食べることがストレス解消にもなり、健康長寿につながります。

ワルファリンを服用している場合の食事

脳梗塞予防の薬でワルファリンを服用している方は、ビタミンKを多く含む食事を避ける必要があることを申し上げました。主なものとして納豆のほか、クロレラ食品、青汁、海藻類などです。

うっかりビタミンKの多い食事をとってしまった場合ですが、そこで過度に心配する必要はありません。

かかりつけの医師に相談して、次の内服の指示をしてもらうとよいでしょう。

薬を忘れずにきちんと服用することが大事です。

なお、同じ脳梗塞予防の薬であるＤＯＡＣには、ワルファリンのような食べ物の制限はありません。

無酸素運動はダメ！　軽い有酸素運動のすすめ

心臓の病気があると運動には及び腰になってしまうかもしれません。しかし、心房細動の方はむしろ、運動を習慣にしたほうが予後が良いことがわかっています。これは心不全のある患者さんも例外ではありません。

「心不全は安静が大事」といわれていた時期もありましたが、研究が進み、過剰な安静は筋肉萎縮や筋力低下、呼吸機能（肺活量）低下、などデメリットのほうが大きいことがわかってきました。

心臓リハビリテーションという治療の一環としての運動療法も登場しており、重症化率の低下や再入院率の低下、生活の質の向上などの効果が確認されています。

運動には肥満の改善、コレステロールや中性脂肪の改善、高血圧や糖尿病の改善、骨量の増加、筋力の維持などさまざまな効用があります。また、運動習慣を若い頃からつけておくと、年を経ても体力を維持でき、自立した生活を送ることができます。さらに睡眠障害やうつ病の予防にも有効といわれています。

心房細動や心不全の患者さんに向いている運動は、ウォーキングや軽いジョギングなどの有酸素運動です。筋トレなどの無酸素運動は心房細動を誘発させることがありますので、おすすめできません。

有酸素運動は1回30分程度を続けて行うこと、週に3回程度を目標に行います。

普段、運動習慣がなかった方にはウォーキングをおすすめしています。今はスポーツジムなどでウォーキングマシーンを使う方法もありますが、できれば外で太陽の日差しを浴びながら歩いてほしいのです。自然の光や風、空気を感じ、景色をみながら歩くことは、良い気分転換にもなり、ストレスの解消にもつながります。

息切れや動悸などが出てきたら無理をせず、すぐに休んでください。主治医に相談の上、運動のメニューやペースを指導してもらうようにしましょう。

お酒は缶ビール、酎ハイ1缶（350㎖）まで

お酒好きな方には酷かもしれませんが、心房細動になったらビールなら1缶、日本酒なら1合程度で我慢をするか、思い切ってアルコールをやめるよう、おすすめしています。

お酒は心房細動の誘発因子であり、四大リスクの一つです。また、お酒は飲酒後、一時的には血圧を下げますが、長期間飲んでいると血圧が上昇し、高血圧の発症にもつながります。

さらにお酒については近年の研究で、少量飲酒でも身体にはよくないという報告が出てきています。2018年4月には、医学雑誌「LANCET（ランセット）」に、英国の研究で、「死亡リスクを高めない飲酒量は、純アルコールに換算して週に100gが上限」と報告されています。

同じ年に同雑誌では、「195の地域で23のリスクを検証した結果、基本的に飲酒量はゼロがいい」と結論づけた論文が掲載されています。

喫煙はあらゆる病気の元になる

「タバコを吸っても良いですよ」と言う医者はいませんが、実はタバコの心房細動に対するリスクは、飲酒ほど高くはありません。しかし、タバコにはニコチンを始めとする有害物質が多く含まれています。がんや心筋梗塞、閉塞性肺疾患など、あらゆる病気の元にもなるものですから、やめることをおすすめしています。

実際、患者さんに聞くと、「タバコを吸いたくて吸っているわけではない」「なんとなく習慣になってしまった」「やめられなくなってしまった」という方が多くおられます。だとすれば心房細動になったときが止め時かもしれません。やめたくてもやめられない、という方は医療機関の禁煙外来などを利用するのも一考です。

ストレス対策、睡眠不足対策も重要

ストレスや睡眠不足が続くと心房細動の発作が起きやすくなる、という患者さんはたくさんいらっしゃいます。さまざまな研究から、ストレスや睡眠不足は心房細動の発症リスクになることがわかっています。

ストレス対策は簡単ではありませんが、軽減することはできます。趣味や生きがいを見つけて、チャレンジしていただいたり、ウォーキングなどの軽い運動をすることをおすすめしています。軽い運動をすると身体が楽になるだけでなく、気分も爽快になります。

薬の飲み忘れに要注意！

「処方された薬は指示通り服用する」

心房細動と上手につきあっていくためには欠かせないことです。しかし、実際にはこの薬を飲むということが意外と難しいこともあるので、ここに書かせていただきました。指示通りに服用できない一番の理由は飲み忘れです。特に自覚症状に乏しい持続性心房細動の方、あるいは抗不整脈薬で発作が治まっている方にありがちです。

「調子がいいから、少しの間、やめてもいいだろう」と自己判断で長期間、休薬してしまう方もいらっしゃいますが、これは命にかかわる危険な行為です。心房細動では無治療の期間が長いほど進行し、合併症の心不全も進みます。「調子が悪い」と受診したときは相当に進行しているケースが多いのです。

脳梗塞の予防薬も、途中でやめてしまうと大変危険です。血栓が脳に飛んで脳梗塞を起こしてしまう、という最悪の事態になりかねません。

なお、薬を飲み忘れた場合、気づいた時点で服用すれば問題はない、という薬がほとんどですが、薬によっては飲み忘れたときの対処法が違うので、詳しいことは必ず主治医に確認してください。

一方で頻繁に飲み忘れてしまう場合は対策を考えなければいけません。薬の飲み方が複雑（例えば、食前薬、食後薬などと分かれているなど）、頻度が多いというような場合が考えられます。1日1回、あるいは2回の服用ですむ方法を主治医に考えてもらう、薬の種類を整理してもらうなど、相談してみましょう。

お薬が多くなってしまう方は「一包化《いっぽうか》」といって、調剤薬局で一回分を袋にまとめて梱包してもらうこともできます。また、最近はいくつかの薬が合わさって1錠になっている合剤も発売されています。

もちろん、最近は高齢者の多剤服用が問題になっていますので、医師は効果と副作用を検討しながら、できるだけ薬を減らす形での処方を心がけています。

循環器内科のかかりつけ医を持とう

心房細動は長く付き合っていく病気であり、かかりつけ医との関係がとても重要です。では、そのかかりつけ医はどのように選んだらいいのでしょうか。

本書の中でも繰り返し言ってきましたが、病気の特性上、心房細動を専門にする循環器内科の医師がいいことは間違いありません。

心房細動は、一度よくなっても、生活習慣やあわせもつ病気の悪化などで再発することが珍しくありません。特に心不全の合併症がある人は風邪やインフルエンザなどの感染症で急速に心不全が悪化することもあり、その都度、薬を調整したり、追加するなど適切な処置が必要です。疲労や食欲不振、むくみや体重増加の兆候に気づくことも大切です。肺に水がたまることで起こる夜中の咳を風邪の症状と間違って放置してしまうと命にかかわることもあります。こうした点を理解、適切に対処するには専門分野の知識が欠かせないのです。

しかし、何よりも信頼して任せられる医師に出会うことが一番かと思います。これは私たち医師側も常に努力していかなければならないことだと思っています。

医師の専門をみる場合、日本循環器内科学会認定の専門医（循環器内科専門医）を持つ医師であることも目安になります。

近所のクリニック、それとも遠くの大病院!?

かかりつけ医はご自宅や勤務先から近い、クリニックが良いと思います。心房細動の患者さんは、安定している方でも1か月に1回程度の通院が必要です。大きな病院の循環器内科にかかるのも悪くありませんが、総合病院では診療時間が限られている、外来の担当医師が日替わりで予約外の日時に受診した場合に主治医の診療が受けられない、などの難点もあります。近くのクリニックであれば、突然、心房細動が起こり、薬で止まらなくなった場合、すぐに点滴などで止めてもらうこともできます。

なお、カテーテルアブレーションについては、入院施設のある病院で施行する治療ですので、クリニックを受診している患者さんは主治医が連携している施設に紹介していただいて、治療が終わったら戻ってきていただく、という病診連携のスタイルが一般的です。

普段の生活で注意すること

血圧と脈拍の測定を習慣づける

食事はバランスよく、楽しみながら食べる

運動は積極的に。有酸素運動を心がける

お酒は缶ビール1缶、日本酒は1合まで

頑張って禁煙を

薬の飲み忘れには要注意

循環器内科のかかりつけ医を持とう

かかりつけ医は自宅や勤務先から近いところがおすすめ

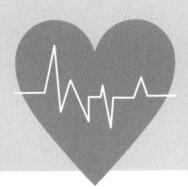

対　談

心房細動治療の要、カテーテルアブレーションの最前線

心房細動の代表的な治療として確立したカテーテルアブレーション。その対象は近年広がってきており、治療を受ける人は今後さらに増えると予想されます。そこで、東京大学医学部附属病院循環器内科で、不整脈に対するカテーテルアブレーションの専門医として知られる小島敏弥医師をお迎えし、アブレーション治療の現状や課題、今後の展望などについてうかがいました。

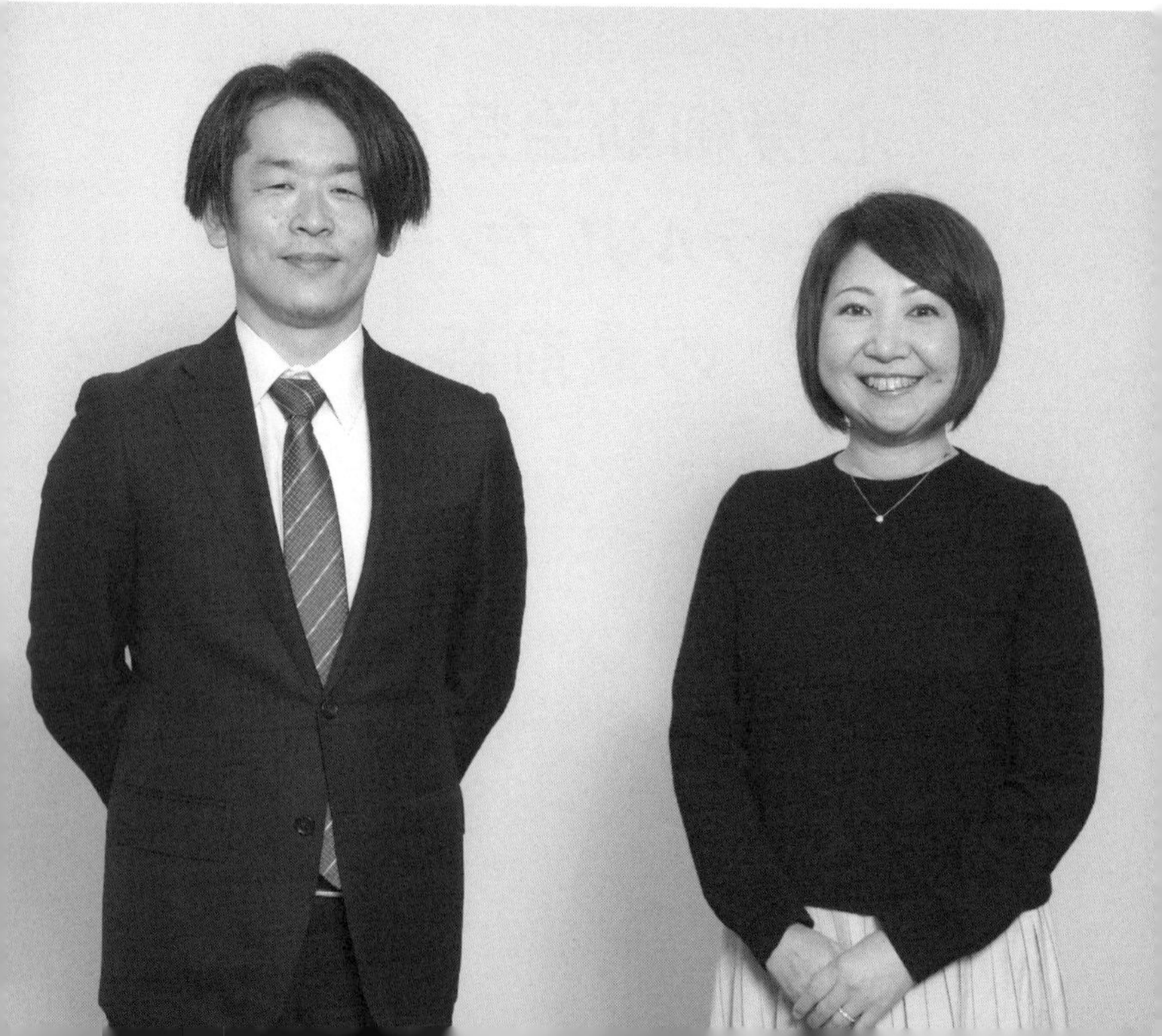

カテーテルアブレーションか薬物治療か

松本　本日はお忙しい中、ありがとうございます。小島先生には大学在職時代から大変お世話になり、研究室でともに学びました。私が開業してからはカテーテルアブレーションを希望する患者さんの紹介先の一つとなっています。

早速ですが、2020年は医師の治療指針である「不整脈の薬物治療ガイドライン」が6年ぶりに改訂されました。改訂版ではアブレーションの対象となる患者さんが広がるイメージを持ちました。

ただ、実際の現場では薬物治療かアブレーションかで悩むケースが多くあります。

小島　病気の発症後、まもない方もいれば何年も経過している方もいる。自覚症状の有無も違う、という具合に病状がさまざまだからではないでしょうか。

ただ、アブレーションの専門医、という立場から、私はどちらかというと「アブレーションをしなかった場合のデメリット」を考えて、治療を決める時代になってきたのではな

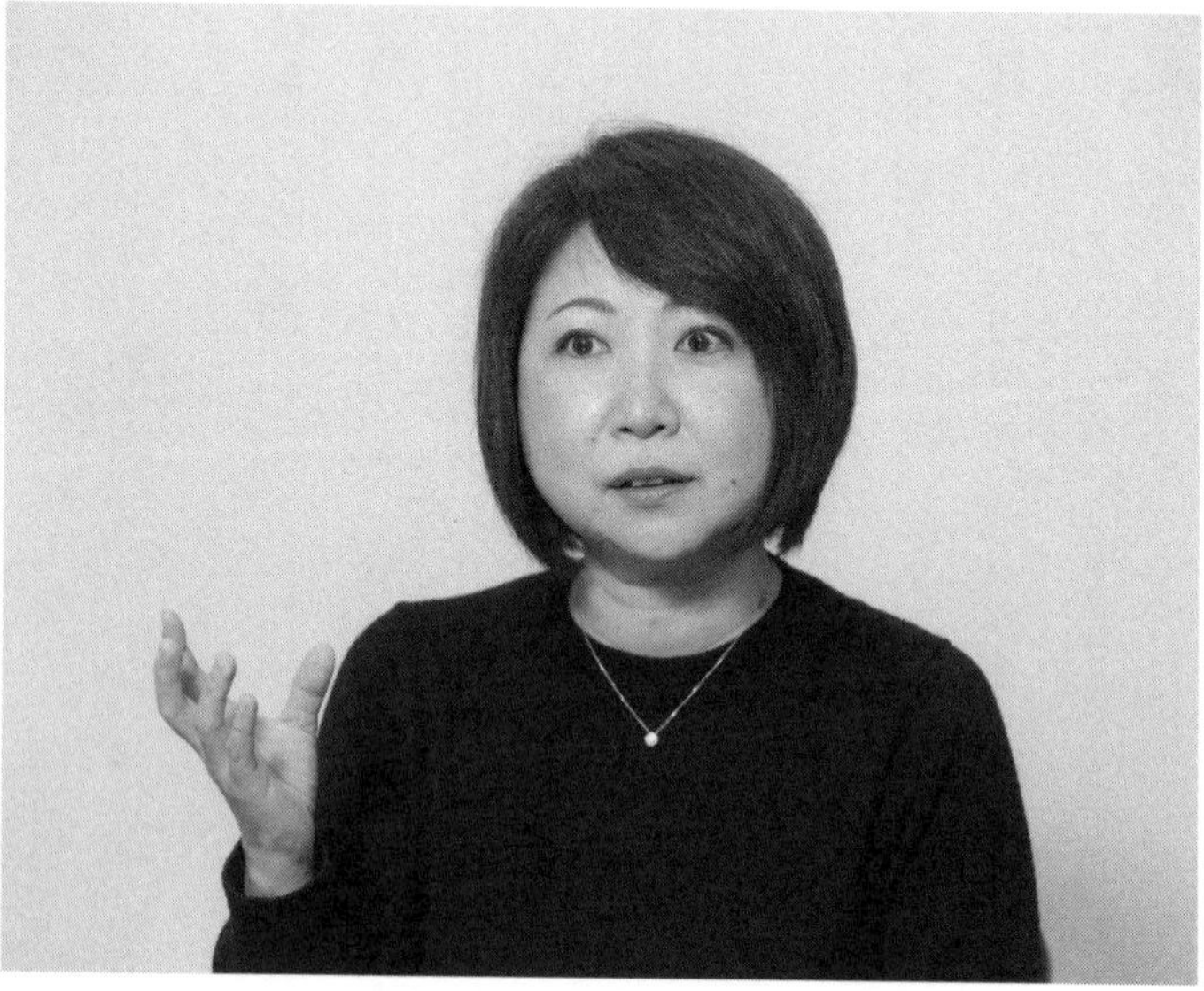

いかと考えています。つまり、アブレーションでデメリットよりもメリットが大きい場合は治療の第一選択として考えてもいいのではないかということです。

理由はアブレーションが日本に入ってきて20年余りがたち、その有効性が医学的に実証されてきたことです。リズムコントロールが可能になるだけでなく、結果として合併している心不全がよくなったり、生命予後が伸びるということがわかっています。同時に治療に使用するカテーテルなどデバイスの進歩もあり、合併症が減り、安全に治療が実施できるようになったこともあります。

松本　確かに初回のアブレーションで発作ゼロになる割合は約50～80％で、2回目に受けた場合は1回目より高い傾向です。小島先生の施設の数値はさらに上ですが……。

ですから1回目で効果がなかった患者さんや再発した患者さんにもう一度、アブレーションをおすすめすることも多くなってきています。ただ、「2回目はやりたくないです」という声が少なからずあるのも事実です。

小島　アブレーションはメスを入れる外科手術とは違いますが、薬物治療に比べれば身体への負担は大きいですからね。

もう一つ、やりたくないという背景には初回の治療で痛みなどを経験されたこともあると思うのです。これは我々の問題で、こうしたことができるだけ解消されるよう、患者さんの紹介元であるクリニックの先生方と連携し、患者さんを一緒にケアしていく。治療にかかわるトラブルがあったらそれについてよくお話を聞き、必要に応じてていねいに対処をしていく。こうしたことで、「もう一度、アブレーションをしてみようかな」という気持ちになっていただければと思っています。

松本　ところで、効果の一方で、アブレーション後の再発はけっこう多いことがわかっていますね。患者さんは何も感じなくても24時間心電図で調べると、心房細動が出ているケースがけっこうある。いずれにしても、外来のときの心電図だけでは再発の早期発見が難しく、悩ましい問題ですね。

小島　海外では心房細動の経過観察として、体内に埋め込むタイプの心電計を治療の一環として認めている国もあります。日本では医療資源の問題もあって、適応が難しいでしょう。現時点では再発の早期発見のために、患者さんには定められた間隔で定期検診をきちんと受けに来ていただくことが大事なのではないでしょうか。

アブレーション治療後も脳梗塞予防の薬を続けるべきか？

松本　ところで、アブレーション治療後、クリニックに戻ってきた患者さんから、「不整脈は止まったのですが、いつまで血液サラサラの薬（抗凝固療法の薬）を飲めばいいですか？」と聞かれることがあります。私は脳梗塞のリスクを考えて、ＣＨＡＤＳ2スコアで2点以上の方には「お薬を継続しましょう」とお話をしています。心房細動の患者さんで

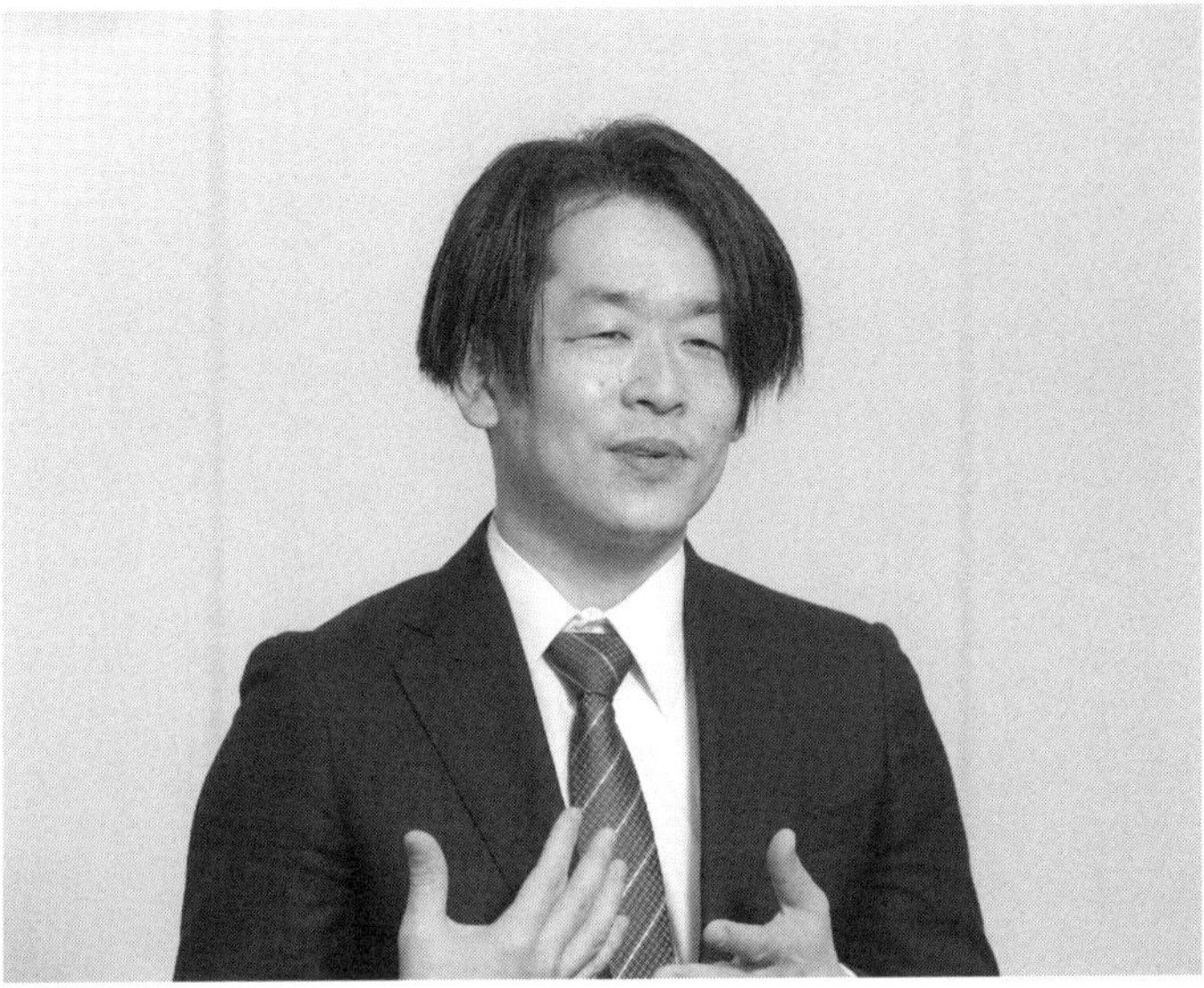

は2点以上の方は必須とされていますとされているので、適当な時期にお薬をストップするという場合もありますね。
（119ページ）。1点の方は医師の判断
もっとも、アブレーション後の患者さんにCHADS2スコアを適応して判断してよいのかどうかはコンセンサスが得られていないと思いますが……。

小島　そうですね。私は松本先生と同じ考え方で、薬をやめることは慎重に考えるべきだと思います。というのも、過去に次のような論文がありました。心房細動の既往がなく、規則的に脈を打っている「洞調律」のグループとアブレーションで心房細動が治癒していると考えられるグループ、心房細動が出ているグループの三つで脳梗塞の発現率を調べた報告があります。アブレーションで心房細動が治癒していると考えられるグループは心房細動が出ているグループと比較し、明らかに脳梗塞の発現率は少なかったものの、正常洞調律のグループと比べると脳梗塞の発症は多いという結果でした。

松本先生がさきほどおっしゃったように、外来の心電図で心房細動が出ていなくても、実際には隠れている再発例があることを示していると考えられます。

こうした結果からも、脳梗塞のリスクは一定程度あると考慮して、必要だと思われる患者さんには続けていただく方がいいという考えです。

松本　抗凝固療法にはお薬の効果が期待できる一方で、「出血」という副作用が問題になります。そこを考慮しながら、やめるかどうかを慎重に考えることが大事ですね。

小島　そう思います。患者さんにもこの点をお話し、「抗凝固療法をやめるためにアブレーションをするのではないのだ」ということをしっかりと理解してもらうように努めています。

ただ、アブレーションをすると抗凝固療法のお薬を休薬しやすいのは事実です。例えば大腸がんなどの内視鏡治療や抜歯などの歯科治療など、出血をともなう治療を受けるとき、先方の歯科医師や医師から、

「休薬できないなら、治療はできません」

と断られることがあります。ガイドラインでは、出血の程度が軽い治療では抗凝固療法は続けたまま、施術を受けていいことになっていますが、実際、何かあったときの対処は現場の先生方がやりますので、無理に継続をお願いすることはできません。

このような場合もアブレーションで心房細動を抑え込めていれば、ある程度の休薬は問題ないケースが多いのです。

松本　確かにアブレーションをしている患者さんは関連する検査の数値も安定していることが多いので、安心感はありますね。ところでアブレーション後の抗不整脈薬のやめどきはどのように判断していらっしゃいますか？

小島　外来の検査で心房細動の有無を確認し、発作が出ていない状態が一定期間続けば薬の量を減らすことから始めています。

アブレーションで完全に心房細動が止まらなかった方でも発作の頻度が減ってくると、抗不整脈薬が以前より少ない量で効いてくるケースが多いのです。これもアブレーションのメリットの一つといえます。

松本　確かに抗不整脈薬は副作用が出やすいものがあるので、使い方が難しいと実感します。できればストップ、または減量できるのが望ましいと思います。

小島　そうですね。例えば今回のガイドライン改訂で「アミオダロン」という抗不整脈薬が心房細動の再発例に推奨される薬として追加されました（ただし、肥大型心筋症や心不全に合併した心房細動以外では保険適応外）。このアミオダロンは強い効果が期待できる一方で、副作用が出やすく、甲状腺機能低下症は特に頻度が高いです。

松本　間質性肺炎の副作用にも注意が必要ですね。

小島　少し話がずれますが、東大病院は心臓移植の認定施設なので移殖手術の待機のために長期入院している患者さんがいます。そうした患者さんには補助人工心臓が入っていて、致死性の心室頻拍や心室細動を起こしやすい。このような兆候があった場合の第一選択はアミオダロンなのですが、副作用で甲状腺機能低下症や間質性肺炎を発症してしまうと移植待機の順番から外されてしまいます。このため、薬の処方の匙加減がとても難しいのです。

合併症としての心不全の怖さが知られていない

松本　心房細動の合併症である心不全の怖さが一般の方には十分に浸透していないように思います。今回、本の中でこの部分を重点的に盛り込んだ理由でもあります。

小島　脳梗塞については長嶋茂雄さんやサッカー日本代表監督を務めたイビチャ・オシムさんの例があり、イメージしやすいのかもしれません。心不全はどのような苦しさがあるのかなど、イメージがしにくい病気です。

もう一つは、心不全は自覚症状で気づきにくい。息切れやむくみの症状があっても、年のせいにしてしまい、やがて苦しさに応じて日常生活を制限するようになりがちです。階段をエレベーターにしたり、それまで遠くに出かけていた買い物を近所ですませるなど行動範囲を狭めてしまったりする。

松本　苦しいから動かない、動かないからＡＤＬ（日常生活動作）が低下して足腰が弱り、さらに動くのをやめてしまうという、負のスパイラルに陥る患者さんは多いですね。

小島　こうした患者さんがアブレーションを受けて、初めて苦しい症状が心房細動やその合併症の心不全のせいだと気づくことが多いのです。「これまで苦しかったのは年ではなく、病気のせいだったんですね」という方はよくいらっしゃいます。

松本　そうした意味では心房細動と診断された初期の段階で、アブレーションの対象となる患者さんに、選択肢として治療をきちんと提示することが重要だと考えています。

特にご高齢の患者さんでは、タイミングを逸してしまうとその後、認知症などを発症したりして、治療を受けたくても受けられないということが起こります。

小島　高齢の方をどこまで対象にするかというのは施設によっても違いますし、紹介元の先生方の考えもさまざまです。東大病院では年齢制限はしていません。70歳を超えてくるとＡＤＬの差が大きく、認知症や寝たきりの方もいれば、現役で仕事をしていたり、旅行を楽しむ方もおられます。

例えば、80代であっても元気に生活をしていた人が、心房細動が出たことで生活に制限

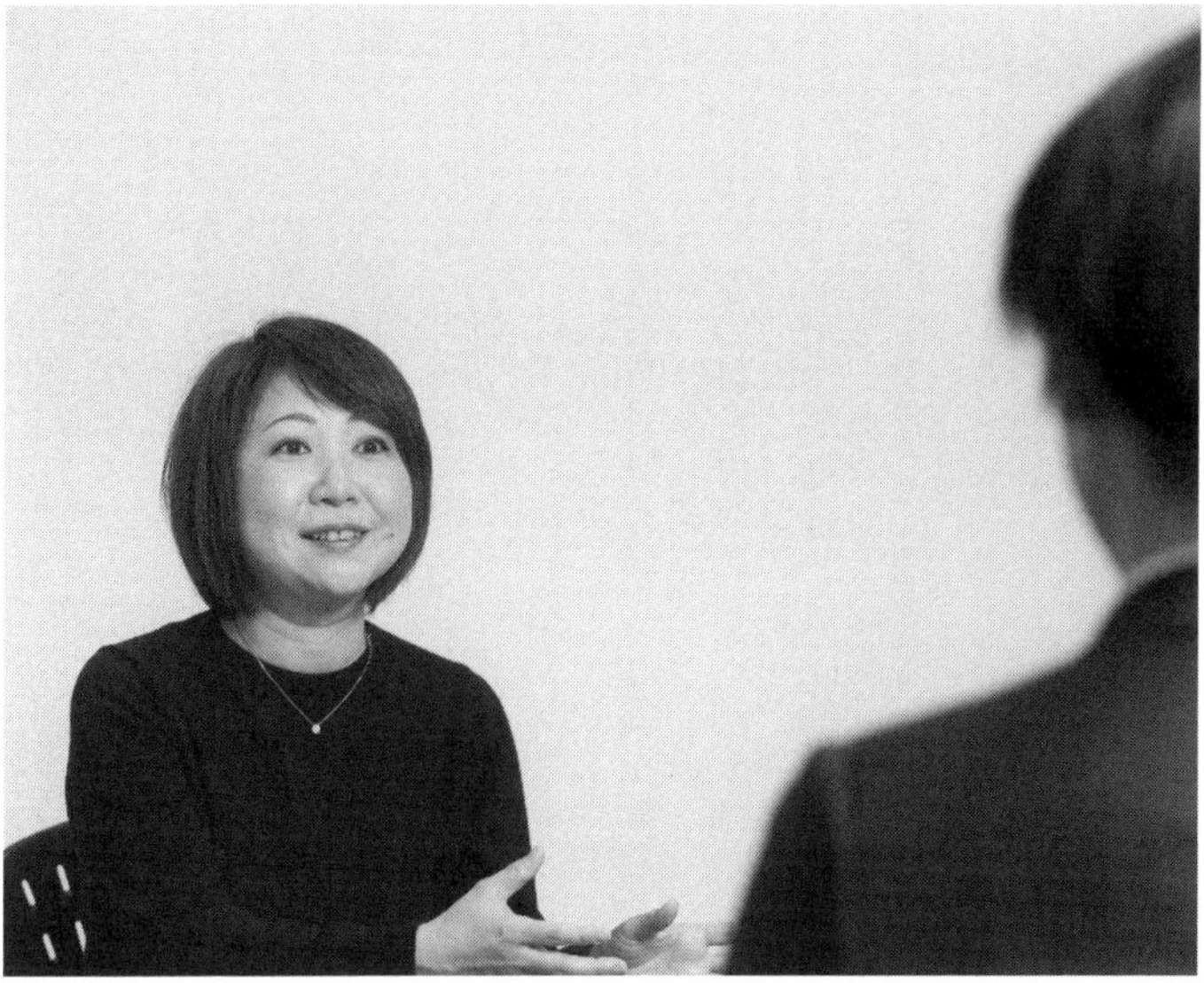

が出てきて困っている場合、アブレーションをやることには意味があると思います。

ちなみに、これまで私が治療をした中での最高年齢は90歳の方です。アブレーションは成功し、現在でも、洞調律を維持できており、お元気に暮らしています。

松本　心不全を合併している方に対するアブレーションの成績は心不全がない方に比べると落ちるのが現実で、やってあげたい方ほど発作を止めにくいのが現実ですね。

小島　そうですね。また、心不全を合併している患者さんの場合、アブレーションの前後に一時的に心不全が悪化する方もおられます。こうしたこともあって、重症の心不全の方には少し早めに入院していただいて、場合によっては強心薬で心臓の働きを上げておいてからアブレーションをするなど、サポートをしっかりすることが予後をよくするためにも大事だと思っています。

松本　末期腎不全のために、血液透析を受けている患者さんもいます。血液透析の治療者は心房細動を合併しやすいことが知られていますが、こうした方たちのアブレーションについてはどのようにお考えですか？

小島　血液透析を受けている方は血管の合併症が普段から起こりやすく、アブレーションをした場合の術後合併症のリスクも高いので、対象にしないという施設もあります。

しかし、心不全が進むと血圧低下やショックなどのリスクが高まることなどから、安定した透析治療ができなくなるという問題もあります。ですから、当院では希望する患者さんに対し、治療を実施するという考えを持っています。この場合、早い方がよいのですが、一方で血液透析の患者さんは抗凝固療法としてワルファリンを調節する必要がありますので、透析施設の医師ともしっかり連携を取って行います。

アブレーションのリスク（合併症）について

松本　アブレーションのリスクについても教えていただければと思います。

小島　重篤なリスクについてお話しますと、まず、手術ですので、「命の危険」はゼロではありません。ただし、統計では治療による死亡率は0・1％以下です。東大病院では年間350例ほどアブレーションを実施していますが、これまで死亡例は1件もありません。

次に「心タンポナーデ」。これは心臓に穴が開いて血液が周囲にたまったり、もれたりするものです（109ページ参照）。心房中隔という部分に穴を開ける際、力を入れすぎてカテーテルを操作したり、焼灼のしすぎで起こります。

心タンポナーデの頻度は様々な報告から、1％前後起こります。ただし、現在はカテーテルの先端に圧センサーが付くなど、デバイスが進歩していますので、慎重に操作することで回避はかなりできると考えています。

松本　心タンポナーデが起きた場合の対応はどのようになっていますか？

小島　心嚢穿刺という、たまった血液を排液するなどの処置をしますが、これでも止血が得られず、開胸手術が必要な場合は外科の協力が得られるよう、体制を整えています。これまで心タンポナーデを含め、致命的な事態はありませんでしたが、このように万が一に備えることで大事に至らずにすむのです。

松本　最後になりますが、今後のアブレーション治療はどのように進歩していくのでしょうか?

小島　カテーテルアブレーションは成績や安全性が向上し、治療自体は確立されています。しかし、成績が100%でない限りは限界を知った上で、心房細動が止まらなかった場合に薬を併用するなど、患者さん一人一人に合わせた細やかな治療をしていく時代だと思います。

松本　患者さんの予後をよりよくするための、オーダーメイド治療といったところですね。私も同感です。

● 対談を終えて

小島先生とは患者さんを紹介する中で、心房細動のよりよい治療について模索してきました。今回、対談を通じてあらためて病診連携による患者さんへのきめ細やかなケアについてお話しできたことは大きな宝でした。

読者の皆さんには本書および対談を通じて心房細動治療の進歩を実感していただけたのではないかと思います。

コラム　心室性期外収縮（ＰＶＣ）とアブレーション

期外収縮《きがいしゅうしゅく》とは、通常のリズム以外に心臓の収縮が出現する不整脈です。いわゆる「脈が飛ぶ」というもので、健康な人の多くが経験します。ストレスや睡眠不足などで出やすく、健診でもしばしば検出されますが、無症状のことも多く、実際、その多くは心配がなく、放置しておいても大丈夫な不整脈です。

その一方で、頻度が高い場合は注意が必要です。期外収縮が連続すると、血圧低下やめまい、失神をきたすこともあります。また、「心室性期外収縮」は最悪の場合、心室細動に移行してしまうこともあります。

また、心室性期外収縮が頻発していると心機能が低下し、心不全が進行する人が一部に出てきます。

このため、心室性期外収縮については、心臓の検査結果などと合わせ、24時間心電図でどのくらい期外収縮が出ているかを調べた上で、頻度が高い場合は抗不整脈薬やβブロッカーを処方したり、アブレーションをすすめることになります。

東京大学医学部附属病院 循環器内科の小島敏弥医師は「1日の脈のうちの15%を超えて期外収縮が出ている場合はアブレーションを選択肢としておすすめしています」ということです。

「特に若い方で、めまいなどの症状が強い人は薬を休薬できる、あるいは止められる可能性も含め、検討するといいでしょう」(同)

心室性期外収縮については緊急性が低い方も多いので、そのような場合は夏休みなど患者さんの都合に合わせ、施術の日程を決めることが可能だということです。

おわりに

心房細動の本を書こうと思い至ったきっかけは、一人の患者さんとの出会いでした。

その方は、インターネットで私のクリニックを見つけて遠方からセカンドオピニオンで訪ねてきて下さいました。御年80歳。矍鑠とした紳士です。10年以上前から心房細動を患っているそうで、現在、血液をサラサラにする薬と、心不全の薬を飲んでいるということでした。

ご相談は、「カテーテルアブレーションをするかどうか」ということでした。最近になって、テレビの医療番組で「カテーテルアブレーション」のことを知り、相談にいらっしゃいました。

長年続いた心房細動の治療は、確かに1回のアブレーションではなかなか手ごわいこと。それでも2回目、3回目と成功率が上がること。アブレーション前に比べて心不全や脳梗塞のリスクが減ることなどを、患者さんにお話ししました。

患者さんは大変よく勉強されていて、脳梗塞のリスクやCHADS2スコアなどもご存じでしたが、心不全の話をしますと、「心房細動は心不全の原因になるのですね」と、非常に驚かれました。

そして「心房細動と心不全の関係をよく説明してもらって本当に良かった。もっと早くアブレーションのことを知っていたら」と、ちょっと悔しそうにおっしゃった横顔が印象的でした。

「心房細動」といいますと、著名な方が脳梗塞で倒れるなど、一般の方でも脳梗塞との関連はよくご存じかと思いますが、もう一つの大変怖い合併症である「心不全」のことはあまり知られていません。しかも、心不全は自身で気が付きにくく、年のせいと見過ごしてしまいがちです。

心房細動は早期発見・早期治療で、予後を顕著に改善することができる病気です。一人でも多くの方に、心房細動という病気をよく知っていただき、早く見つけて適切に治療することの大切さを理解していただけたらと思います。

本書が、読んでくださった方だけでなく、ご両親や大切な方の健康長寿を全うできる一助になれば幸いです。

松本　佐保姫

循環器《じゅんかんき》専門《せんもん》医《い》が教《おし》える
本当《ほんとう》はがんよりも怖《こわ》い!?　心房細動《しんぼうさいどう》との上手《じょうず》な付《つ》き合《あ》い方

2021年11月15日　初版第1刷

著　者 ―――――――― 松本《まつもと》佐《さ》保《ほ》姫《ひめ》
発行者 ―――――――― 松島一樹
発行所 ―――――――― 現代書林
〒162-0053　東京都新宿区原町3-61　桂ビル
TEL／代表　03(3205)8384
振替00140-7-42905
http://www.gendaishorin.co.jp/

ブックデザイン+DTP ―――― 吉崎広明(ベルソグラフィック)
イラスト ―――――――― にしだきょうこ(ベルソグラフィック)
本文イラスト画像 ―――――― Malenkka/Shutterstock
写真 ――――――――― 田村尚行

印刷・製本　㈱シナノパブリッシングプレス
乱丁・落丁本はお取り替え致します。

定価はカバーに表示してあります。

ISBN978-4-7745-1918-0 C0047